急診科醫師的沒時間健康法

張適恆 著

【目錄】

推薦序　教你以新思維面對疾病，為自己的健康負責　王桂良　12
健康：是天賦的權利；是每個人的責任　李源德　14
讓個人醫生，成為後疫情時代的社會時尚　林金源　17
急診室醫師教你：如何不用再跑急診！　張立人　20
健康的鑰匙，掌握在自己手中　陳石池　23
預防醫學的先行者　曾碧娟　25
要擁有健康，光靠醫師的診治是不夠！　劉博仁　27
作者序　我要你拿回健康的主導權　29
前　言　經醫學研究證實，〇〇〇非常有效?! 你對實證醫學該有的理解　34

PART 1　健康飲食篇
該吃的，你吃夠了嗎？不該吃的，有忌口嗎？

01 飲食習慣如何造就你？就讓多樣化飲食成就最好的你。

怎麼吃？如何吃？隨時都要好好計畫 48
飲食的重要性，遠遠超過藥物、保健品 50
新飲食觀：建立高度自律的多樣化飲食 53

02 我應該執行生酮飲食嗎？小心！長期下來有害健康。

生酮飲食、低碳水化合物飲食，兩者大不同 56
❶低碳飲食還是會轉換成葡萄糖
❷生酮飲食端賴脂肪轉換為酮體
生酮飲食究竟是不是萬靈丹?! 59
想減重、降三高，採行生酮飲食得停看聽 61
一半的熱量必須來自優質碳水化合物 62

03 間歇性斷食適合我嗎？好處是確定的，但要有技巧。

限制卡洛里攝入VS間歇性斷食 65
餓肚子時，身體發生什麼事？ 67
執行間歇性斷食的經驗談 68
執行間歇性斷食的建議與提醒 70

04 比吸菸更傷身的事！飲食中的鈉，容易忽視但卻很致命！
飲食取代吸菸，成為全人類的頭號殺手 74
欲罷不能的超加工食品，還讓人短命 81
飲食頭號殺手，鈉其實無所不在 77
看懂營養標示和成分列表，其實很簡單 82
超加工食品不只藏鈉，還會導致你吃太多 79

05 從敵人變成朋友的食物：過去覺得很危險的食物，其實可以多吃。
曾經被污名化的咖啡：降低肝硬化、減少心血管疾病 85
幾種近年來由黑翻紅的食物 87
❶油脂：起因於對糖的反思
❷黑巧克力：改善認知功能、調節情緒
❸蝦子：熱量低、含優質蛋白質和豐富微量元素
❹雞蛋：營養密度高令人驚艷
❺爆米花：多酚和膳食纖維都很高

06 廠商沒有說的事之一：小心，有些營養補充品你不該吃！

營養補充品並非藥物，法規很不一樣 93

不該補充營養補充品的情況 95

❶維生素D：與慢性病有連帶關係，但補充不見得有幫助

❷維生素B_{12}：非素食者補充過多可能有害

❸抗氧化物：健康人特別額外補充，沒太大幫助

07 廠商沒有說的事之二：小心，有這些情況你應該補充營養品！

營養素缺乏的確是許多疾病的根源 101

明智的消費者！了解何時要補充營養品 102

❶維生素C：容易流失，不妨額外補充

❷益生菌：可以改善腸躁症等多種健康問題

❸魚油：跟Omega-6競爭，改善身體的發炎

❹葉酸：孕期缺乏，影響胎兒發育

❺綜合維生素：外食而營養不均衡的最好選擇

08 你其實誤解了膽固醇：八〇%的膽固醇不是吃進去的

膽固醇是怎麼來的？作用是什麼？ 108

關於膽固醇的常見迷思 110

❶膽固醇是吃進去的？

❷飽和脂肪是好東西？

❸膽固醇過高會堵塞血管？
❹好的膽固醇（ＨＤＬ）高就一定好？
❺降膽固醇藥物很可怕？

09 現代人的腸道危機：擁有健康的腸胃道，好處遠超過你的想像。

主宰人體健康的樞紐器官，就是腸道 116
幾個關於腸道跟健康的最新發現 118
❶腸道是血清素最大的分泌器官
❷帕金森氏病可能起自腸胃道
❸生酮飲食透過腸內菌抑制癲癇發作
❹腸道決定癌症免疫治療的成敗
❺腸子健康，骨頭也跟著健康
改善腸漏症，是治療疾病的重要基礎 121

【醫定要知道！】生酮飲食的能量來源是酮體 58／控制糖尿病，生酮飲食可行嗎？ 64／斷食期間越久越好嗎？ 71／虛驚一場的雞蛋研究！ 92／腸道，全身最大的免疫器官 123

2
PART

生活作息篇

好好睡覺、好好運動，你做對了嗎？

10 如果你只能做一件事來養生，那就睡個好覺吧！比藥物還有效的安眠法
睡個好覺，不只讓你恢復精神而已 126
關於睡眠，我們不知道的還有很多 127
❶對長期記憶很重要
❷睡眠可以清除大腦廢棄物
❸睡眠也修復你的身體
❹失眠傷腦也傷眼
❺讓免疫系統更健康

11 為什麼醒過來就再也睡不著？幾個技巧，助你一覺到天亮。
文明越進步，睡個好覺卻越難 135
做個聰明的現代人，睡個好覺 137
❶睡得規律比睡得久還重要
❷跟另一半（的味道）一起睡
❸讓有重量的棉被幫你入眠
❹習慣睡前小酌？趕快戒掉它！
❺聰明的睡個午覺
❻睡前避開藍光，確保褪黑激素分泌

12 別讓靈魂之窗太早關上：幾件小事，保養你的眼睛。

眼睛非常精密，超乎你的想像 143

保養眼睛，你能做的其實有很多 145

❶二〇—二〇—二〇法則

❷維持理想體重

❸均衡的營養

❹戴上太陽眼鏡

❺別讓眼睛受傷了！

13 緊張，其實很要命：簡單幾件事，讓你真正的放鬆。

壓力並非源自外在，而是內在反應 151

難解的慢性壓力 153

面對壓力，請你這麼做 155

❶奪回主控權

❷學會說「不」

❸冥想，其實不難

❹學著寫「壓力日記」

14 現代人的注意力危機：教你如何讓手機變成你的健康好朋友。

數位時代的約會模式：四人約會 159

善用行動裝置，為你的健康大加分 161

❶盡可能將手機用於社會化用途

❷讓手機鍛鍊你的大腦

❸讓手機跟穿戴裝置追蹤你的健康
❹讓手機提醒你動起來
❺讓手機引導你冥想
❻緊急情況下，用手機叫救護車

15 可愛的強大療癒力：想多活幾年？養隻毛小孩吧！

毛小孩魅力席捲全球 165
寵物會讓你的身心健康大加分 167
❶引發人類大腦的獎賞機制
❷改善老年人的心理健康
❸養狗更有益心血管健康
❹養狗還讓你睡得更安穩
❺養狗更能夠降低老年人衰弱風險
❻養狗可以延長壽命

16 練出肌肉就對了：研究證實重量訓練的六大好處！

注意！肌肉是你健康的防護網 174
❶緩衝外在傷害，保護身體的脆弱組織
❷維持姿勢的穩定
❸代謝血糖，預防胰島素阻抗
❹促進血液循環
❺肌肉本身就是一個內分泌器官
❻降低死亡率
用對方法做超代償訓練，讓肌肉幫你抗老 178
破解常見的重訓迷思 179
❶有氧運動會抵消重訓的成果，就不要做氧運動？

❷重訓後三〇分鐘，吃進去的蛋白質會變肌肉？
❸會出現「長輩擔心膝蓋跟脊椎會受傷」的運動傷害？

17 如果只有時間作一種運動：高強度間歇運動能讓你活更久。

可以用來運動的時間其實很多 182
真的沒時間？科學建議最有效的運動 184
❶走路：每天走七五〇〇步，可以得到最大健康效益
❷深蹲：做一次深蹲，可以運動到大部分肌肉
❸核心肌運動：預防跌倒、降低臥床和運動傷害機率
❹高強度間歇運動：減脂、降血糖、穩定情緒
❺打網球或羽球：降低近五〇%死亡率
給不同忙碌程度現代人的運動建議 187
❶工作生活還算平衡、游刃有餘型：做五休二交替做不同運動
❷馬不停蹄、社會中堅型：一周二次全身肌力訓練或高強度間歇運動
❸披星戴月、早出晚歸型：每天十分鐘高強度間歇運動
❹空中飛人型：隨時做重量訓練或高強度間歇運動

18 抗衰老跟長生不老：淺談醫學界的最新進展。

人類的壽命究竟有沒有極限 191
為什麼有人就是活得比較久？ 192
❶新英格蘭人瑞研究：百歲人瑞大多能生活自理
❷族譜研究：基因只能決定一小部分的壽命
❸長壽家庭研究：維持獨立自主是健康不二法門
❹巴爾的摩老化長期追蹤研究：揭開更多老化的秘密
❺全球疾病負擔研究：研究上百種疾病對健康的影響
健康又長壽，操之在己 197
【醫定要知道！】加強長期記憶庫，你可以這麼做！ 129／當心睡不好，阿茲海默症跟著來！ 131／限制進食後，會睡得更好？ 134／等不及要接一隻毛孩回來養？ 必讀小提醒 172／醫學日新月異，資訊不漏接 198
後記　缺乏自制力，再多的養生知識也是白搭！ 201
附錄　209

【推薦序】

教你以新思維面對疾病，為自己的健康負責

在醫院或是生活中，常常有人問，我澱粉吃的很少，怎麼血糖就是降不下來？或是我已經退休了，沒什麼工作壓力，但是很多健康指數還是亮紅燈？又或是遇過諸多惱人的症狀，用藥後能緩解，但是過沒多久，狀況又出現了。

若是您有遇到一些健康問題，卻苦無方法解決，建議您閱讀本書，或許能讓您有不同的收穫。會這麼說，是因為張醫師為了了解一般大眾口耳相傳的健康議題，查閱了大量的科學文獻，非常佩服他，因為要完成這樣的使命是非常花時間的。此外，本書以醫師的角度出發，嘗試找出疾病的原因，透過科學理論歸納出可解決疾病症狀的方法，讓讀者在面臨不同疾病時有更多的參考。

書中談到每個人都要為自己的健康負責，當自己的醫生。我認同這樣的理念，在治療疾病的同時，醫生也會給予正確的生活方式建議，病人必須學會建立良好的飲食習慣、讓自己每天有充足的睡眠以及適度的運動，這些都是醫師無法幫你完成而必須要自己做的。

許多症狀都會有找不到原因的時候，此時就需要一項項改變生活型態，逐步修正甚至透過某些比較特殊的檢測才能找出可能的原因。我曾碰過有個病人有頭痛和濕疹的問題，雖然不嚴重，卻會對生活與工作造成一些困擾，而他不曉得真正原因是什麼。在安排食物過敏原檢測時發現牛奶和雞蛋有中度過敏，在避開這兩種食物之後，他的健康問題就好了許多。隨著科技越進步，探討病因的工具也越來越多，現在醫生已能透過各種檢測，全面性評估生理代謝上的變化，以科學數據為基礎，協助找出背後潛藏的成因，再依不同個體需求，精準的判斷個案的問題，適時調整內分泌與營養，並建立不同以往的健康生活型態，改善大家的健康。

從事抗衰老醫療二十餘年，觀察到環境污染、不良飲食和情緒壓力等，無形中都會衝擊先天的基因，影響著大家的健康。本書中張醫師統整了近年來學術界對於疾病的發生與醫療現況的分析，從預防醫學角度提供民眾不同的見解，在無法改變個體基因序列的情況之下，如何減少外來的環境因子對健康造成的影響。非常推薦大家讀完本書後，能夠以新的思維試著改變很多的生活習慣，調理自己的健康。

安法診所院長
美國抗衰老醫學會（A4M）暨世界抗衰老醫學會
（WAAAM）首席專家醫師
王桂良

【推薦序】

健康：是天賦的權利；是每個人的責任

張適恆醫師的新作《急診科醫師的沒時間健康法》，要我作序推薦。

為自己的健康負責，當自己的醫生，是張醫師的主張。認識張醫師已經多年，他是一位急診醫師，有豐富的臨床經驗，後來投身醫療產業，擔任知名外國藥廠的研究醫師，累積不少科學實務經驗，養成實事求是，具有在證據裏說科學的醫學常識。

當今時代，資訊氾濫成災，真假難辨，令人困惑。尤其以訛傳訛，積非成是，非常令人擔心，「善用是救命，誤用是喪命」。有鑒於醫學常識不盡正確，張醫師乃用心著書，這本心血大作，值得正在追求醫學的人士閱讀。

這本書涉及健康飲食，有不少科學實證教導，要大家「建立高度自律的多樣化飲食，包括了蔬菜、水果、魚、蛋，以白肉為主的肉類、堅果、豆類、全穀類、健康的油脂類，並且減少紅肉，並盡可能根絕含糖食物」；「最新研究報告：每日熱量五〇％來自碳水化合物的人是最長壽的，大於或小於五〇％都會讓死亡率升高」。

作者用心介紹低碳水化合物飲食及生酮飲食，也介紹他奉行「斷食療法」的經驗及效果，非常難能可貴。

這本書針對許多人的嗜好食品，諸如咖啡、爆米花、黑巧克力、蝦子、雞蛋等，都有深入著墨，糾正大家的錯誤。對於坊間盛行的健康食品，包括維生素、抗氧化物、益生菌，作者不厭其煩查詢文獻報告，去蕪存菁，給予非常具體的建議，值得大家一讀。

《急診科醫師的沒時間健康法》將大家不夠深入，甚至一知半解的醫學知識，諸如睡眠、失眠與健康的關聯性；運動的模式及效益、強度運動塑造核心肌肉發達的健康意義；生活壓力及釋壓方式包括寵物嗜好；腸道健康攸關血清素產能及疾病的防治，特別比皮膚多三倍面積的腸道，有人體九〇%血清素產能、存在約一億顆神經細胞、七〇%的免疫細胞駐紮、有一百五十兆隻的腸內菌，大約有兩公斤在此共生。腸道扮演健康助力，與腦神經、骨質健康、心身安寧及老化密切相關，應予高度呵護，不容現代人忽視等一一說明，開拓了健康常識的新視野。

這本書也提及抗衰老及長生不老法則，有趣的是統計分析顯示，人類壽命有高原期的表現，長生不老不是夢，有待醫學的進步及每個人的努力。

近一兩年美國兩個心臟學會都發布健康指引，無論是否已有心血管疾病的患者都要防治，除與醫師合作，服用治療高血壓、高血脂、糖尿病藥物外，也強調健康生活習慣養成、戒菸、減重、健康飲食、運動及袪除或減輕生活壓力的重要性。張適恆醫師的大作正是最新醫學常識的大補丸，值得強力推薦。

最後，謹以「健康：是天賦的權利；是每人的責任」，作為結語，與大家共勉。

前台大醫院院長

李源德

【推薦序】

讓個人醫生，成為後疫情時代的社會時尚

張醫師去年八月在我們超現代半年誌首刊號寫了一篇《做自己的醫生，拿回健康的主導權》一文，時隔不到一年，他就決定要把此一主題進一步深化，讓人們如何成為自己的醫生做一個全面性的演譯而完成了這本全新的著作，把個人醫師（Personal Doctor，簡稱 PD）從抽象的概念進一步提出了完整的範圍、步驟與作法。

他以一個臨床急診科主治醫師及國際大藥廠醫療副總的產業經驗加上近兩年來轉往功能性醫學、基層醫療診所服務病人的體驗，可以說對當今以檢查前導，以西藥及手術為主要介入手段的西方主流醫學的不足及盲點有了通透性的洞見，尤其是在基層診所的服務經歷讓他對真正的醫病關係有了 bottom up 的接地氣的體會與洞察，充分理解醫療照護的終極答案實際上是在每一個人內在的免疫力與自癒力，因此他跨出了主流醫師不敢越雷池一步的紅線，戮力推廣每一個人當自己醫生（PD），也因此有這方面的著作陸續面世。

而我個人對個人醫師（PD）這個觀念的提出與推廣已經近二十年了，如今看到

年輕一輩優秀的醫師如張醫師加入推廣的行列，心中感到無比的欣慰。

此次疫情的肆虐及健保費率又要調漲，已經全面的證明了普及個人醫生（PD）這個新觀念及幫助每一個人成為他自己的醫生這件事情的重要及急迫性。

這幾個月來網路上流傳的一個漫畫表明了所謂的學歷、資歷及財力都不重要，因為沒有良好適切的免疫力、自癒力為基礎的健康力，一切都是枉然。

這是一個非常直白而容易理解的觀點，但是老實說，整個人類社會因為資本主義掛帥，一切向錢看，在金錢面前，不要說健康甚至連性命都成了謀利的工具，因此要讓人們承擔起自我健康的責任是很不容易的，就例如生酮飲食或間歇性斷食，明明有了非常強的臨床實證它們的有效性及些許的限制，但是可能因為利益衝突，往往就有諸多觀點相左的評論讓非醫學專業的一般人無所適從。

在這個面向，張醫師利用這本書又發揮了他在醫、藥領域扎實的臨床與產業經驗，把證據醫學的真相作了深入的剖析，從藥物以外的生活作息、飲食、運動、減壓四個面向完整的提出了臨床醫學上的共論與共知，這對未來推廣個人醫生成為社會的一種時尚是很重要的一步。

個人在經營百略醫學的時候就已經把**PD**的推廣與養成作為終生的志業，去年跟一群健康產業界的朋友在參加了陽明大學的大健康產業學分班，結業之後，同學們共同成立了台灣個人健康自主及產業發展協會，目的就是要為PD的養成佈置一個好的，可以支持自主健康的產業生態環境，也因此個人拋磚引玉，率先成立一個奇林樂活心法平台，集結了近二十幾家跟自主健康相關的企業，預計在今年第四季跟社會各界見面。

個人覺得這次疫情期間，自主健康管理已經成為台灣全民的共知與共行，而且醫療院所的就診次數也大幅降低，眼明的人應該可以看出其中的端倪，經由PD的推廣以及適當的健保制度調整，健保費用無限的調高甚至破產的事情應該永遠不會再來了。

前百略醫學科技公司董事長
台灣個人健康自主暨產業發展協會理事長
奇林樂活心法平台董事長

林金源

【推薦序】

急診室醫師教你：如何不用再跑急診！

您覺得什麼時候最需要看病呢？

身為「治未病」的預防醫學醫師，我發現：一個人最需要看病的時候，就是健康的時候。當你能主動挖掘體質罩門，在疾病的火災到來前，就裝好煙霧偵測器，做好防災準備，自然不容易生病。

以皮膚症狀來講：常搔癢，可能是肝腎功能異常的第一聲警報；冒出疼痛的帶狀皰疹，是免疫力低下的第一聲警報；浮出不痛不癢的黃斑瘤，是高血脂、缺血性心臟病、甚至心肌梗塞的第一聲警報。

姑且就以我常惋惜耽誤就醫的病人稱他為 **Patrick** 吧！**Patrick** 往往覺得皮膚症狀「無關痛癢」，把煙霧偵測器給關了。過一段時間，奇怪？怎麼腎衰竭、癌症、心肌梗塞燒進家門，火勢猛烈，再強的消防隊也救不回來。

當我在門診看到 **Patrick**，心裡常想：「怎麼拖了這麼久，現在才來看病？」

當我在病房看到 **Patrick**，心裡則想：「怎麼搞到這麼嚴重，不住院就真要掛了！」

二〇二〇年，當新冠肺炎席捲全球，台灣民眾自發地「戴口罩、勤洗手、保持社交距離」，抵擋了瘟疫。可惜的是，這是個特例，在台灣的醫療文化裡，流行的是「不見棺材不掉淚」，平時何必大驚小怪？反正生大病也不怕，有健保可以靠。

這一天總是會到來。當 **Patrick** 突然胸痛、心肌梗塞，躺在擔架上被抬進急診，身為急診室醫師的本書作者，想必感嘆：「一定要搞成這樣，被拖進急診室嗎？」

在尚未發病的前幾年，醫師看著 **Patrick** 懷胎九月般的大肚腩，早已建議：「請你：少糖少油少鹽……」**Patrick** 馬上打斷他：「你叫我不吃這些，活著不就沒意義了嗎?!」

果然，**Patrick** 堅定地踏上「生病之路」，用一生來驗證「性格即命運」這句名言。**Patrick** 是誰？他常出現在你我身邊，也許就是你、還是我？

一位「治未病」的「上醫」，是要能夠參透民眾之所以生病的深層心理，破解疾病的身心糾纏，培養動機，為健康做出改變的行動。張適恆醫師正是一位「上醫」，除了急診與預防醫學的專業造詣，還兼具跨國藥廠醫藥處長經歷，具管理長才，在他對疾病的解析中，處處展現全人的關懷。

他生動地介紹飲食、營養、睡眠、心理、運動的最新醫學發現，提醒瘋生酮飲食、不當營養補充的隱憂，推薦地中海飲食、限時進食法（一六八斷食法）、五種「由黑翻紅」的食物，還帶你參觀他的生活，再怎麼忙碌，也能實踐「高度自律的飲食多樣化」，你將可以不用再跑急診！

身心科醫師

張立人

【推薦序】

健康的鑰匙，掌握在自己手中

張適恆醫師來找我幫他的大作寫序時，個人有點驚訝，因為張醫師在臺大醫院接受急診專科醫師訓練，也取得急診專科醫師資格，但急診醫師沒服務幾年，就轉換跑道到藥界服務，後來又回診所服務，現來找我寫推薦序，他的人生就像一顆變化球，變化多很難預測。但此次他的大作《急診科醫師的沒時間健康法》確實值得您來細看了解，如果能實際身體力行，相信一定會保障您的身體健康，你一定會成為書中所說「當自己的醫生」的。

為什麼你可以當自己的醫生？張醫師將自己的醫學知識與多年的臨床經驗，用深入淺出的方式跟讀者分享，從基本觀念的建立、健康飲食的提醒、生活作息的調整、以及運動健身的訣竅，達到幫助更多人投入實踐健康的行列，期望藉由本書出版，讓書中的內容提醒我們，健康的鑰匙其實就掌握在自己手中！

更重要的是，張醫師就坊間常見的一些觀念問題，譬如說生酮飲食、間歇性斷食、膽固醇不是吃進去的、何時要補充營養品等等，經由文獻回顧來分析，哪些觀念是對的，哪些觀念是不對的，同時告訴你要如何來分辨，幫助自己保持身體的健康。

相信本書的出版，可以扭轉許多人不正確的觀念，幫助大家建立起更正確的保健方法，讓自己的身體維持健康。

前臺大醫院院長
陳石池

【推薦序】

預防醫學的先行者

走入預防醫學領域，迄今已二十七個年頭，從一開始推廣健康檢查，著重早期的疾病篩檢，近十年來，我所服務的機構，更將預防醫學的觀念往前推進到亞健康的篩檢，希望大家連疾病都不要發生，協助民眾落實一級預防。作者張適恆醫師與我的內心裡都懷抱著一個很高的使命，在醫藥進步的今日，平均壽命延長，但如何能夠協助大家延長健康壽命，活得久也能活得健康又快樂，讓每個人都能成為自己健康的主人，相信是我們共同的目標，與持續推動預防醫學的初衷。

以往民眾獲取衛教資訊的管道，通常是在健康檢查當日後，藉由醫師解說及營養師衛教得知，但健檢才短短一天，且不一定每年力行，因此能獲得衛教管道較不易。現今資訊發達，大家都能輕易地從報章雜誌、數位媒體上獲得很多醫學新知，但有時因觀念不對，反倒弄巧成拙，對身體造成傷害，例如本書中所提及的生酮飲食法，其實是一個很好的養生觀念，但我們常看到，很多觀念往往市場一流行，大家就一窩蜂跟著做，但事實上，身體是很個別化，每個人的健康都是獨一無二，需要有專業人員為你量身訂做，無法複製的，而自身也要擁有健康資訊的識讀能力，才不會人云亦云。

很佩服張醫師在醫療工作的忙碌之餘，為了讓更多人都能擁有正確的健康觀念，花了很多時間蒐集國內、外醫學文獻，結合自己親身體驗，運用淺顯易懂的文字，並切中要點地將預防醫學中非常重要的飲食、生活、運動三大元素，為大家釐清很多似是而非、容易混淆的觀念，我相信大家如果能細細閱讀，好好咀嚼吸收，一定都能從中找到適合自己的健康方法。

回首投入預防醫學這一路上，結交了很多有志一同的醫師們，認識張醫師已有十年之久，我們機構旗下有一間專門做年度健康管理療程的診所，張醫師那時對於投入功能醫學領域就已展現高度熱忱，因此有了合作的機緣。在那時，願意捨棄在大醫院的經驗，投入全新領域的醫師並不多，張醫師的膽識與旺盛的學習力，令我印象深刻。很開心看到張醫師今日能集結多年來的行醫經驗出版成冊，我相信藉由書籍的觀念傳播，一定能發揮更大的影響力，帶領更多人拿回健康的主導權。在這，我也要衷心呼籲，擁有健康要有三想，要想學、想知、想改變，祝福所有讀者都能擁抱健康，幸福又快樂。

聯安預防醫學機構總經理　曾翠娟

【推薦序】

要擁有健康，光靠醫師的診治是不夠的！

一位老外朋友在一次醫學會的場合聽到我敘述臺灣健保制度的概略，說出了「在臺灣生病是很幸福的」這句話，這是對於臺灣醫療照護品質的肯定。沒有錯，你如果到國外旅遊或洽商，萬一發生意外或是臨時有急症要看醫生，就知道臺灣醫療的廉價以及可近性，不過也養成了國人非常依賴醫師開藥治病的就醫習慣，但是藥物真能解決疾病的根源嗎？其實不然！

疾病的本質是許多因素的總加結果，因此追求健康就必須依照身體的各種平衡來導正，而這平衡的支點來自於生活型態以及飲食、營養的強力後援。本書告訴大家我們的「身體只有一個」，這再簡單不過的事實卻是大多數現代人刻意疏忽的重點，因為身體只有一個，相較於財富、名利追逐以外，我們真的應該每日花些時間經營自己的健康。

也就因為這緣故，我從二〇一一年開始，就以《疾病，不一定靠藥醫》這本書當起點，開始了一連串著作，提醒並教育國人必須以另一角度思維看待自身的健康問題，因為許多疾病不必然一定要靠藥物治療，而是可以經過自我的健康知識提升而有所改善，甚至是逆轉勝，其中包括生活型態調整、正確的膳食觀念、營養素的導入、壓力的緩解、睡眠效率的提升，以及適度且持續的運動等等都是重要關鍵。

本書作者張適恆醫師，擁有八年醫學中心急診醫學部的臨床經驗，之後又經歷八年製藥產業的淬煉，接著又開始接觸以細胞功能恢復為主軸的功能醫學，因此對於人類疾病照顧以及養生抗老都有不同於一般臨床醫師的體悟。在國外一同參加醫學會，看到他孜孜不倦的學習精神也讓我印象深刻。很高興看到張醫師以他豐富的學識及臨床經歷，寫出這本可以提升國人自我照護的重要平安書，相信閱讀本書之後，對於你的健商（健康商數，HQ）會提升許多。

台中市科博特診所院長／營養醫學博士

劉博仁

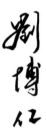

【作者序】

我要你拿回健康的主導權

醫學系大四是一個基礎科目過渡至臨床科目的時間。那年我們已經修完很燒腦的解剖、胚胎、生理學、病理學、藥理學，等著迎接以臨床科目劃分的醫院見習課程。

為了讓我們對臨床上是如何評估症狀，以及作出診斷有更具體的概念，醫院在其中一堂課邀請來一位固定在醫院看診的病人，坐在我們上大堂課的階梯教室前，由當時令大家敬畏三分的醫院院長來親自示範問診。經過令全班同學都聚精會神的二十分鐘，院長做出了一個可能是小細胞肺癌的診斷。

當然，光憑問診跟身體檢查是不可能達到這麼一個需要由影像及病理切片進一步確認的診斷。但短短的二十分鐘，就足以讓我們這群對職涯充滿憧憬的準醫師們，對正統醫學有系統的綜合評估並作出診斷的能力，深深感到震撼。

一位病人來到你面前，他可能帶有複雜的十幾種症狀跟檢查結果，但醫學的精妙之處，就在於它總有辦法根據大量分析後的數據，將特定要件組合歸納出一個診斷，並且指向之後的治療。

這樣的組合，從簡單如肝細胞癌（只要影像看到腫瘤並搭配一種生物指標的異常），一直到比較困難的診斷，像是紅斑性狼瘡或纖維肌痛症，都難不倒現代醫學這套標準流程。

診斷的出現，不過是時間早晚的問題。沒有什麼疑難雜症難得倒現代醫學，它總是能給你一個診斷並給你一個治療。治療可能有效或沒效，如此而已。反正，你的結果終將變成統計數據上的一筆資料，接著跟其他人一起成為一個平均數字。只是這套方法不總是有用。

現代醫學的極限，你我都感同身受

可曾有這樣的經驗？在醫院做完身體檢查，結果都很正常，並沒有醫學上認定的異常或是慢性病。但這個結果就是無法解釋你身上的某些症狀。例如，總是感覺到胃脹氣肚子不舒服，嚴重時甚至影響了一天的工作。但胃鏡做完結論總是：表淺性胃炎。

診察醫師可能會跟你說：「恭喜你沒有胃潰瘍或是腫瘤這些嚴重疾病！回去我先開點制酸劑給你，記得少吃辣跟喝咖啡。」但你心裡OS：「我根本就不喝咖啡不吃辣啊！你開的藥其他醫生也開過了。」

值得重視的是，這樣一個無往不利，從定義疾病到給予治療的標準模式，不只常在胃脹氣這樣的小問題上使不上力，近年來已經開始在一個重大疾病上碰到瓶頸，那就是阿茲海默症。

幾十年來跨國藥廠已經砸了好幾十億美金用於研發阿茲海默症的治療藥物，但隨著每一個第三期臨床試驗的失敗，醫學界已逐漸認知到：我們其實一直沒有真正了解這個俗稱第三型糖尿病，占了失智症六成的腦部疾病。

事實上，阿茲海默症的可能病因至今已經發現了三十幾個，而且還在增加中。換句話說，每個病人得到的很可能都是不一樣的阿茲海默症。

如果你是個現代醫學的信奉者，當然可以耐心的等下去，一直等到醫學界徹底了解阿茲海默症的分類跟找到有效的治療。但屆時很可能你早就得到阿茲海默症甚至不在人世了。事實上，我自己也相信謎團終究有解開的一天，但也無法否認醫學知識的累積是極度緩慢的。

為自己的健康負責，當自己的醫生

好消息是，你跟我一樣都有第二個選擇，那就是從今天開始為你自己的健康負責，當你自己的醫生。

我們可能還不了解怎麼治療阿茲海默症，但我們已經知道充分的運動跟健康的飲食可以避免自己罹病。所以，請理性的選擇你該過的生活，拒絕傷害自己身心的生活習慣。簡單講，了解什麼是健康的生活型態，並且徹底力行。

請放心，你不需要知道怎麼診斷疾病，但你需要體認到生病是你自己的責任，因為是你自己選擇過那種會生病的生活型態。

在經歷過八年醫學中心急診室的臨床經驗，以及另外八年跨國藥廠的歷練，我深刻的體認到每個人都是獨特的，平均值當然有參考性，但有時也會帶來困惑以及挫折。例如我上面提到胃脹氣的例子，我相信每個醫生跟病人都遇到不少這樣令人挫敗的場景：雖然我落在健康的平均值，但我就是覺得不對勁。所以，當自己的醫生（**PD, personal doctor**），勢在必行！

最後，我想引用一句心理學家阿德勒的話與你共勉：「重要的不是天生擁有什麼，而是如何活用擁有的東西。」

誠心祝福你早日拿回健康的主導權。

【前言】

經醫學研究證實，〇〇〇非常有效?!你對實證醫學該有的理解

「癌症病人的福音，服用〇〇〇，一個禮拜腫瘤竟然消失了！」「〇〇國醫學專家研究，針對〇〇〇非常有效！」相信你也接觸過不少類似的訊息，在報章雜誌、電視廣告、廣播、臉書，甚至是LINE朋友圈來自長輩的詢問或提醒，簡直叫人煩不勝煩，難辨真假。

真假難辨的資訊充斥，越看越困惑

其實這種訊息很多都是假的，相信聰明的你一定也看得出來。光是從遣詞用字，就讓這則資訊看起來很不真實。只不過，類似的偽科學是會進化、包裝自己的。現在你走進書店的健康醫療類專區，琳瑯滿目的養生書肯定讓你更眼花撩亂。這裡

面有真正根基於科學所寫出的好書，也有胡言亂語不知所云的。

麻煩在於，這類書籍有很多都是出自健康從業人士之手。他們的意見本身就可以是一種「證據」，當這種「證據」跟事實不符，就很有可能造成程度不等的危害，輕則吃錯東西、用錯保健品，嚴重的話還可能會要人命。

在資訊氾濫的時代，搞懂實證醫學（Evidence-based medicine）真的是你的保命符。而所謂的實證醫學，指的是根基於證據所發展出的疾病預防、篩檢、診斷、治療，以及追蹤方法。跟實證醫學相對的，是純粹基於理論跟想像，而非實際觀察實驗所發展出的以上方法。

也就是說，實證醫學是透過觀察型研究或是臨床試驗，所發展出的一套知識體系，具有高度的疊加以及共識性。下面我想用兩則故事，來為你勾勒出一些實證醫學的側面。它們的時空背景不同，但都跟一類藥物有關：乙型阻斷劑（降血壓藥物的一種）。

力排眾議！乙型阻斷劑成為心衰竭的救命藥

在我求學跟受訓的那些年，幾個乙型阻斷劑的臨床試驗徹底顛覆了醫師治療心衰竭的方式。其中，用乙型阻斷劑來治療穩定後的心衰竭，在醫界以及製藥業通力合作下，逐漸成為廣為接受的標準治療。乙型阻斷劑會阻斷人體交感神經系統中的乙型受體。當這一類路徑被阻斷，會出現心跳變慢、血壓下降，以及心臟收縮力變弱等作用。所以，你可以把乙型阻斷劑理解成「壓抑心臟讓它休息」的一類藥。

僅僅半個世紀前，心臟科醫師普遍認為不能把乙型阻斷劑使用在心臟衰竭的病人。理由很簡單，病人的心臟收縮力都下降了，加上乙型阻斷劑只是雪上加霜，讓心臟收縮更無力。很快的典範轉移的時刻到了，雖然過程有點艱辛，舊觀念的挑戰者終究是出現了。那是第一個嘗試使用乙型阻斷劑治療心衰竭病人的瑞典醫師，他叫做芬・魏格斯坦（**Finn Waagstein**）[1]。

當他從上世紀七〇年代起，開始嘗試這個新治療，魏格斯坦就不斷遭到同行的批評跟訕笑。所以先知總是孤獨的，這句話套到魏格斯坦身上格外貼切。要了解，醫師同行間的互相攻訐跟批評，造成的壓力是極其沈重的。

主要原因是，醫療是個救命的行業，任何創新跟獨特的見解，都很容易讓同儕站在道德的制高點上，逼得你放棄跟投降。好在他堅持下去了。這個決定，幾十年來已經挽救了成千上萬個生命。

由於心臟衰竭病人體內的腎上腺素、正腎上腺素會上升，乙型阻斷劑可藉由降低這些荷爾蒙的作用，進而減少心臟對氧氣的需求，並且阻止心臟肌肉變得肥厚、降低心肌的發炎。幾個特定的乙型阻斷劑在經過長期且大型的臨床試驗後，證實可以降低心衰竭病人的死亡率[2]。

當魏格斯坦開始在七〇年代發表許多小型研究成果，闡述乙型阻斷對心衰竭存活率的好處，逐漸的，羅氏製藥這樣的藥業巨頭開始看出其中商機，加入戰局，執行成千上萬名受試者的臨床試驗，並且獲得美國食品藥物管理局（FDA）跟歐洲藥品管理局（EMA）這些大型監管單位的認可，一切才撥雲見日，新治療正式成為醫界的典範。

醫生治療疾病的方式，其實就是根基於已經被治療過的人，產生的結果。有效的就廣泛採用，無效的就捨棄。然後，你的治療結果也可能會被納入統計，給之後準備接受這項治療的人一個參考。只是，這資料必須是正確的，要在法規的監控下產生跟使用。一旦資料是有誤差的，甚至是被有心人操弄，造成的結果會是災難性的。

操弄作假！一場乙型阻斷劑引起的醫療災難

第二個關於乙型阻斷劑的故事，發生在歐洲。

心血管疾病是全球第一大死因，特別受到醫界重視，相關的研究數量非常龐大。這些龐大的資料量，經常會左右之後治療的方式。因此，心血管疾病的治療指引經常需要更新。就在二〇一一年，歐洲心臟醫學會發布治療指引，針對準備要動非心臟手術的病人，使用乙型阻斷劑，以降低手術間發生跟心臟有關的併發症。會作出這項建議，有一大部分基礎是來自荷蘭心臟科醫師唐•博德曼斯（Don Poldermans）的研究成果。

博德曼斯當時是荷蘭伊拉斯姆斯大學的心臟學教授，是個享譽國際的心臟科權威，學術地位非常崇高。也正是因為這樣的地位，他的研究跟意見經常被納入治療指引裡。但就在這二〇一一年治療指引發表的同時，博德斯曼的同事跟校方舉報，他的研究有造假的嫌疑。很快的，大學啟動一連串調查，針對他所領導的**DECREASE**系列研究進行倫理道德上的查證，並且在同年火速開除博德曼斯[3]。

題外話，許多醫學上的研究會把研究標題取幾個字母結合成一個單字，便於記憶，不過**DECREASE**這名字取得真的有點不太好。總之，這位國際級的學者等於是在一夜之間跌下神壇。撇開他個人的失敗不說，根據他研究的治療指引早被發表並且被臨床醫師採用。

他的研究數據在經過獨立小組檢視之後，結果是相反的：術前使用乙型阻斷劑，是會增加手術病人二七％的死亡率[4]。也就是說臨床醫師已經在他的誤導之下造成許多手術病患無辜死亡。《富比世雜誌》事後在二〇一四年的一篇評論中，把這次的學術醜聞形容為大屠殺（mass murder）[5]！

這兩個故事很長，不過它們很真實的刻劃了實證醫學是如何挑戰既有觀念、往前疊加，最後，修正自己。你其實不用太擔心類似博德斯曼造假的事件會重演，因為歷史的教訓會讓醫學研究的監管越來越嚴格，也讓醫學資訊的表達方式更貼近一般民眾的語言。

舉例來說，歐盟從二〇一九年開始強制規定製藥產業必須針對所執行的臨床試驗，公布簡易語言總結（Plain language summary），用一般民眾能夠了解的多國語言，簡單描述這個臨床試驗的設計以及最終結果[6]。

搞懂證據等級，當自己的醫學權威！

實證醫學的出現，是為了盡可能去除醫護人員在決策過程中的主觀成分，讓醫學盡可能的從一種主觀判斷跟藝術，變為一種「共識」的科學。換句話說，有了實證醫學，醫護人員在執行任何的醫療決策都會逐漸統一，變得很類似。

現代意義的實證醫學大約是從三十幾年前開始發展，一開始主要針對治療指引以及衛生政策的制定。從一九九〇年代開始，實證醫學開始進入醫學院，成為每個醫護人員養成的必備課程。到了二十一世紀，實證醫學的應用逐漸廣泛，演變為一門幫助每個人作任何跟健康相關決定的學問。

在我求學的階段，剛好就遇到實證醫學開始變為醫學院正式教材。那時課堂上所教的，關於實證醫學的幾個重要步驟（問一個有意義的問題，搜尋醫學文獻資料庫，找出並評估可回答此問題的研究報告，整合作成臨床決定，最後評估治療成效），其實現在大部分的工作其他人都已經為你完成了。

這些已經完成的評估，大部分網路上都搜尋得到，也就是說，這是一個人人都可以弄懂實證醫學的年代。在你有興趣搞懂這門醫學院才會教的課程之前，我建議你一定要先搞懂兩個概念，相信會對你有莫大的幫助：「證據等級」（GRADE），以及常見的「偏誤」（Bias）。

證據等級有助於釐清似是而非的健康資訊

「證據等級」的 GRADE 其實是一個縮寫，代表 Grading of Recommendations Assessment, Development and Evaluation，取每個字的第一個字母組合而成。「證據等級」可以分成四個等級，分別是高、中、低、極低。

什麼意思呢？假設專家總結文獻之後說，「運動有助於糖尿病患者控制血糖及降低內臟脂肪」，是屬於高等級的證據，代表的就是這句話背後有著很高品質的證據，是做了設計嚴謹、觀察人數夠多、追蹤期間夠長的臨床研究才下的結論，因此確定性很高。

反過來假設說，「慢性肝病病人補充維生素D似乎能降低死亡率」，但是證據等級極低，這就代表這是一句非常不確定的陳述，幾乎可以不用相信。同樣的，這代表背後在支持這句陳述的，可能是零星幾個設計不夠嚴謹、人數不夠多、追蹤期不夠久的研究。但有時也有可能是許多個結論互相衝突的研究。

「證據等級」是目前學界最普遍使用來評估證據可不可信的系統，也是你在網路上搜尋健康相關訊息時，需要密切注意的查證工具。值得提醒的是，實證醫學中的GRADE系統不只決定「證據等級」，還可以決定「建議」的等級，分為強烈以及微弱的建議。強烈等級的建議代表採用的話好處會很大。

由此可見，「證據等級」的確有助於釐清一些似是而非的健康資訊。生活上的健康問題成千上萬，從怎麼吃、怎麼睡、到怎麼運動，雖然不見得每個問題都會有相應具有證據力的研究來回答；就算在臨床上，高等級的證據跟建議都是非常稀缺的。

不過，實證醫學裡的「證據等級」概念，的確是幫助我們做健康決策的工具之一。

了解「偏誤」，當個聰明健康守門人

「偏誤」（Bias）一詞是指用不公平的方式，或因為無法避免的影響，讓真相受到扭曲。實證醫學中可能遇到的偏誤有很多，大多是因為研究方法帶來的先天性限制，影響了結果並進而誤導了讀者。

實證醫學常會碰到的偏誤，有選擇性偏誤（selection bias）、觀察者偏誤

（observer bias）、回憶性偏誤（recall bias），以及出版偏誤（publication bias）。

❶選擇性偏誤：研究對象選擇不夠嚴謹

選擇性偏誤導因於無法平均的將研究對象分配到不同的研究組別，因而影響對結果的判斷。舉例來說，一個研究告訴你經常服用營養補充品的人比較長壽，但由於經常服用營養品的人可能會比沒服用營養品的人具有較高的健康意識（例如較常運動、較注重飲食健康），本來就可能比較長壽。

像這樣在選擇性偏誤的作用下，讓人誤以為吃營養補充品會長壽，而解決方法就是確實做到隨機分配，讓健康意識低的人也有機會吃到營養品。

❷觀察者偏誤：不夠客觀是研究上的盲點

觀察者偏誤則起因於研究者無法公平看待受研究的人。

一個醫生參與了某藥物是否能改善憂鬱症的治療，但是他知道他治療的病人中哪些有吃藥，哪些沒有。他就可能對受試者做出錯誤的評估，偏向將有吃藥的人評估為較有效。解決方法除了不要讓醫生知道（遮盲），還可以採用較客觀的評估標準，避免類似的偏誤。

❸回憶性偏誤：研究對象的記憶會有不確定性

回憶性偏誤發生在生病的人跟沒生病的人對於生活經驗的回憶落差。舉例來說，腦瘤病人很容易記起過去生活中的細節，像是住家十公尺內有高壓電塔。相反的沒得腦瘤的人很可能忘了曾住在電塔旁邊，導致研究做出高壓電塔跟腦瘤有關的結論。

❹出版偏誤：研究者的喜好也會誤導結果

出版偏誤則起因於研究者傾向於將好的結果發表在醫學期刊，導致沒有結論或結論較負面（例如吃了某藥反而病情變嚴重）的研究沒有發表。總之，了解了這些常見偏誤，可以讓你成為一個更聰明的讀者，用更科學的心態去看待跟解讀醫藥新聞。

醫定要知道！

在生活中也可以落實「實證醫學」！

了解了證據等級的重要性，該如何利用網路資源，來幫助自己解決生活中的重要健康問題呢？下面推薦你一些很有用的網路資源，它們都是專家整理過，並且用簡單易懂的方式表達，相信一定對你很有幫助。類似由專業人士所寫的網頁或是粉絲頁非常的多，這裡我只舉幾個目前很活躍在更新的內容網站。

另外，千萬要小心出自內容農場（指的是單純為了衝流量以賺取廣告收益的商業性網站）的文章，這類文章通常標題很聳動、內容錯誤百出、找不到作者相關訊息、同樣文章大量出現在其他網頁，而且頁面上會顯示大量廣告。把內容農場的東西信以為真，有時候是很危險的。

● **考科藍資料庫中文版**（https://www.cochrane.org/zh-hant/evidence）

著名的考科藍資料庫中文網頁，在首頁輸入問題的關鍵字，可以搜尋問題的解答。如果你是專業人士或是對專有名詞比較有概念，當然也可以直接查閱考科藍的原文網頁（https://www.cochranelibrary.com/）。

● **NEJS**（http://jerryljw.blogspot.com/）

一位執業藥師長期經營的部落格，內容以實證醫學為主軸，定期為讀者報導最新的醫學研究，非常精采。其實我跟格主有過一面之緣，也同台演講過，的確是一位有涵養又有內容的實證醫學實踐者。

● **科學的養生保健**（https://professorlin.com/）

前加州大學舊金山醫學院林慶順教授的部落格。林教授致力於推廣

考科藍資料庫中文版

考科藍資料庫原文網頁

NEJS

科學的養生保健

正確的科學養生概念，並破除不實的說法，以非常生活化的語言，回答讀者的問題，非常值得一看。

至今，林教授已經彙整了部落格的內容出了兩本書，分別是《餐桌上的偽科學》以及《餐桌上的偽科學2》，建議你都看一看，對日常大小事該如何貫徹實證科學，相信都會很有幫助。

PART 1

健康飲食篇

該吃的，吃夠了嗎？
不該吃的，有忌口嗎？

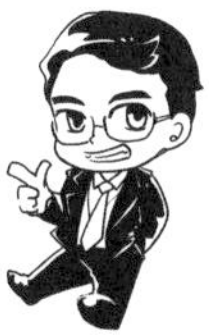

01 飲食習慣如何造就你？

就讓多樣化飲食成就最好的你。

- 你連吃都不能控制，那你還能控制什麼呢？。
- 只吃地中海飲食，跟堅持吃某些營養補充品一樣，都是物理學思維，並不會讓你更健康有活力。
- 建立高度自律的多樣化飲食，包括了蔬菜、水果、魚、蛋，以白肉為主的肉類、堅果、豆類、全穀類、健康的油脂，並且減少紅肉，並盡可能根絕含糖食物。

怎麼吃？如何吃？隨時都要好好計畫

二〇一八年春天一個禮拜天的早晨，台北飛往新加坡的班機上，我略感焦躁的盯著眼前螢幕，班機航程圖持續更新著。心裡一邊盤點，這趟旅程將會有哪些重要行程，以及我的準備是否還有不夠的地方。

當時我正服務於跨國藥廠，此行的目的是參加一連串內部及外部的會議。而眼前這趟旅程並不輕鬆，我必須先在新加坡跟這個區域所有的醫藥處長開一個禮拜的會議。接著，花一個禮拜六喘息，在禮拜天飛往墨爾本，參加國際肺炎鏈球菌大會。整趟旅程將會超過兩個禮拜。

面對像這樣長達一兩個禮拜，密集又高壓，混合了旅行跟會議的連續工作，我長久以來已經培養出一個習慣：工作計畫裡必須加進飲食計畫。我心裡非常清楚，我吃進去的東西將會深切的影響這段高壓期的工作表現。

這個計畫在候機時就開始執行了。我會在起飛前吃些像是地瓜、香蕉、水煮蛋這些食物，這樣對於待會飛機上的食物就可以選擇吃或不吃了。飛機上的東西有時有點可怕，呵，你懂的。

到了目的地，入住旅館後，我第一件事是在 Google Map 上查出離我的位置最近的超級市場，接著在會議開始前，購買足夠我這幾天需要的水果，以及盡可能的「全食物」：堅果，無糖優格，能暫放在房間 mini-bar 小冰箱裡的沙拉等等。然後，在會議期間，盡可能的推掉會讓你接觸異地食物、酒精，甚至犧牲睡眠時間的應酬邀約。當然，老闆邀請的餐會通常會去，顧身體之餘工作也要顧啊。

這種高度自制的飲食計畫，不騙你，已經幫助我度過無數次密集且高壓的國外工作跟旅遊。不過請放心，我舉我個人的例子並不是要你跟我一起當苦行僧。而是想告訴你，我們吃進去的真的變成了我們：不只是構成我們的分子，而是我們生命的方方面面。就像嚴凱泰先生說的，「你連吃都不能控制，那你還能控制什麼呢？」

好了問題來了，既然食物造就了我們，人體很複雜，食物的種類又極其繁多，什麼才是屬於忙碌現代人的最佳飲食策略呢？

飲食的重要性，遠遠超過藥物、保健品

這裡的用意並不是為大家所熟知的某些飲食方案背書，市面上這樣的專書早就汗牛充棟了。當然，《新英格蘭醫學期刊》（The New England Journal of Medicine；簡稱 NEJM）二〇一三年就告訴大家[1]，地中海飲食可以降低心血管疾病的風險。

如果你下定決心從今天開始每天都吃大量橄欖油、堅果、蔬菜水果跟魚，恭喜

你，因為你開始實行發表在頂級期刊的飲食方法，你的心血管風險應該高不到哪裡去。

只是，很抱歉，這樣的策略不見得好。一來，要長期維持單一的飲食型態很不容易，以地中海飲食的例子來說，我估計你吃個兩個禮拜，聞到橄欖油的味道大概會吐出來。吃是一輩子的事，千萬別這樣虐待自己啊。二來，生物體是很複雜的，你要用單一策略去處理這個複雜系統，註定是要失敗的。

處理生物性的問題，要用生物學思維，而非物理學思維。只吃地中海飲食，跟堅持吃某些營養補充品一樣，都是物理學思維，並不會讓你更健康有活力。

以研究複雜性科學知名的阿貝斯曼（Samuel Arbesman）在他的 Overcomplicated: Technology at the Limits of Comprehension《為什麼需要生物學思維》（尚未有繁體中譯本）一書裡，針對類似的複雜性問題提出了一個解答，我覺得非常適合在這裡，回答我們有關飲食策略的問題。那個策略就是：用生物學思維來處理高度複雜的問題。

請聽我舉另外一個例子，來說明這策略真的有用。

把你的視線從餐桌先移到天空。七四七客機稱霸商業客機的天空好幾十年，也為波音公司開創了商務客機史上空前的成功。真正讓波音公司維持七四七優良飛安紀錄的，不是物理學思維的簡單精確，而是生物學思維。生物學思維在乎的，是用冗餘（redundancy）來面對未來的風險。

波音七四七為了預防在空中失去動力，所以裝置了四組發動機。好比母魚產卵，為了避免複雜的大自然消滅後代，所以會產一大堆卵（最多可以到三億個），用來保證族群的繁衍。複雜系統就是這樣降低風險的。

回到吃這個問題，舉反面的例子你就了解了。幾種很單一的飲食策略，陸續都有研究證實可能是有害的：生酮飲食會讓發炎指數上升[2]，維生素D跟鈣質一起大量的補充恐會增加中風機率[3]。

飲食太複雜了，它跟藥物不同，無法很精確地控制實驗條件來確認效果。所以，讓自己在健康飲食的原則下，盡可能地讓食物多樣化，避免長期缺乏某些關鍵營養素，確保自己能夠用好的食物，打造健康的身體並形塑最好的你。

新飲食觀：建立高度自律的多樣化飲食

高度自律的多樣化飲食，是我為這個時代的飲食觀所下的註解。光只有多樣化飲食是不夠的，沒有了高度的自律，飲食多樣化其實很容易被誤解甚至誤用，讓你毫無節制地吃下一堆無益健康的食物，進而導致慢性病。

美國心臟醫學會於二〇一八年一篇發表在《循環》（Circulation）醫學期刊的論文[4]，綜合了幾項觀察性研究，試圖探討飲食多樣化跟慢性病的關係。作者奧圖（Marcia C. de Oliveira Otto）指出，飲食多樣化常被誤解為毫無節制的飲食習慣，造成人們攝入過多的加工食品，精製穀類，含糖飲料，並且食用過少的好食物，例如魚跟蔬菜水果。這導致成人體重過重甚至肥胖，進而造成許多慢性病。

奧圖教授還建議，我們必須重新理解飲食多樣化。這個詞彙是十九世紀第一次出現的，當時主要的健康問題還是營養不良。但到了二十一世紀，遍地所見都是卡洛里爆表的食物，我們很容易因為只吃某一類食物而攝入過多熱量，造成更大的危害。

因此，我邀請你跟我一起學習這種自律精神，在健康的食物種類裡做到多樣化，包括了蔬菜、水果、魚、蛋、以白肉為主的肉類、堅果、豆類、全穀類、健康的油脂類，並且減少紅肉，並盡可能根絕含糖食物。別小看這些食物，要在每一類裡面做到多樣化可不容易呢！

你相信嗎？這樣的自制力跟飲食抉擇改變了我的人生，我希望它也將改變你！最後，試著為自己跟家人下廚吧。外面的世界很危險，外食的壞處很多，親自下廚讓你拿回吃的主導權。就像已故名廚安東尼波頓，在他的《半生不熟》一書說過的：「學會做菜，其實是一種美德。」

努力用創意豐富你的味覺，並且，讓我們一起用食物來創造更美好的自我吧！

02 我應該執行生酮飲食嗎？

小心！長期下來有害健康。

- 以現有的醫學知識，千萬不要把生酮飲食當作抗癌飲食。
- 如果你希望短時間內快速減重，生酮飲食適合你；如果你希望活得久又健康，那你應該選擇被科學長期驗證、確定無害又有效的地中海飲食。

近幾年生酮飲食成為健康、減脂的代名詞。其中一個很有趣的現象是，大力鼓吹跟大力反對的人幾乎一樣多。這些鼓吹跟反對的人有的基於自身體驗，有的基於朋友或專業人士的意見。今天，讓我幫你回顧最新的醫學文獻，從客觀的角度看待生酮飲食。

生酮飲食指的是高脂肪，適量蛋白質，極低碳水化合物的飲食組合。生酮飲食主要攝取的三大類食物占一天的熱量比例約為，脂肪：蛋白質：碳水化合物＝八〇：十五：五。人體在這樣的熱量組成之下，會大量將脂肪代謝為酮體，並進一步利用酮體作為熱量來源。

生酮飲食跟另一個你應該也聽過的飲食法，低（甚至極低）碳水化合物飲食，有些差異。低碳水化合物飲食法並不會限制蛋白質的攝取量，只要你攝取的碳水化合物夠低就可以。一般來說，每天大約攝取碳水化合物五〇公克，大概等於四片白土司。這種飲食法通常不限制熱量的攝取，因為提出者認為會讓人發胖的主要原因都是碳水化合物。

典型的低碳水化合物飲食菜單，會含有大量的肉類以及飽和性脂肪。而富含碳水化合物的食物就會被排除掉，像是穀類、蔬菜水果、乳製品、堅果類、種子類、豆類等等。尚未接觸到西方飲食的愛斯基摩人，吃的就是典型的低碳水化合物飲食。

生酮飲食、低碳水化合物飲食，兩者大不同

❶低碳飲食還是會轉換成葡萄糖

低碳水化合物飲食會吃進較多的蛋白質，而生酮飲食則會限制蛋白質。而蛋白

質會轉換成葡萄糖，成了生酮飲食與低碳水化合物飲食不同的重要關鍵。

人體的自我調控能力很精妙，在碳水化合物缺乏的情況下，蛋白質會被肝臟經由醣質新生（Gluconeogenesis）轉為葡萄糖。所以，進行低碳水化合物飲食的人體內是不缺葡萄糖的。生酮飲食則會缺乏葡萄糖，無論是吃進去的碳水化合物，或是體內藉由醣質新生合成的。

❷生酮飲食端賴脂肪轉換為酮體

生酮飲食與低碳水化合物飲食不同的重要關鍵之二，就是脂肪會轉成酮體。當身體在極度缺乏葡萄糖，會去利用脂肪產生能量。這裡的脂肪實際上是指脂肪酸，從脂肪主要的構成物三酸甘油脂分解而來，一個三酸甘油脂分子會分解為一個甘油加三個脂肪酸分子。

由脂肪酸進而產生能量的過程又可以分為兩類。第一類發生在肝細胞以外所有含有粒線體的細胞，在那邊脂肪酸會被檸檬酸循環（citric acid cycle）直接轉變為能量。第二類則發生在肝細胞，脂肪酸會在這被轉變為三種酮體（**acetoacetate, BHB,** 以及 **acetone**），接著循環到全身被身體其他細胞利用為燃料提供能源。

典型的生酮飲食菜單有點類似低碳水化合物，只是把大量的蛋白質取代成大量的脂肪，例如酪梨、培根、肥肉，甚至直接飲用油脂。不管是低碳水化合物，或者是生酮飲食，都會因為身體無法直接利用葡萄糖，而讓胰島素下降。胰島素的一個重要的作用就是合成並儲存脂肪。

因此，在進行這兩種飲食法時，脂肪會進入一個消耗循環，就像花錢的速度超過存錢的速度，最後讓體脂跟體重下降。但比起低碳飲食，生酮飲食是個比較極端的飲食法，怎麼說呢？

醫定要知道！

生酮飲食的能量來源是酮體

生酮飲食主要把酮體當作身體的能量來源這件事，聽起來可能有點陌生，但這的確是我們身體正常機能的一部分。

首先，酮體的能量效率還不錯。一個分子的酮體（例如 acetoacetate）在粒線體燃燒後，可以生成二十二個ＡＴＰ。ＡＴＰ是身體能量的最終形式，可以想成是身體隨時可用充飽電的電池。相對來說，一個葡萄醣分子充分燃燒後，可產生三十至三十二個

ATP。

人體大部分的細胞，都可以利用酮體作為能量來源。例如心跟腦等重要器官，利用酮體的效率其實很高。就算沒有進行生酮飲食，身體在遭遇某些壓力時，例如禁食或劇烈運動，我們的心跟腦都會開始使用酮體。

在健康成人身上，只需要三天的禁食，大腦四分之一的能量來源就轉為酮體了。

生酮飲食究竟是不是萬靈丹?!

生酮飲食一方面讓身體幾乎不以葡萄糖作為能量來源，而以酮體取代。但另一方面，以大量脂肪作為主要能量來源，這是非常不自然的。因此一個更重要的問題是，生酮飲食對你長期健康的影響究竟如何呢？

生酮飲食的應用最早是源自一九二〇年代，用來控制孩童的頑固癲癇。著名電影，由梅莉・史翠普主演的「不要傷害我的小孩」（First Do No Harm）就是在講這個故事。生酮飲食控制癲癇的原理至今仍然是個謎，但它的效果已經被二〇一八年的《考科藍報告》（Cochrane Review）認可[1]。《考科藍報告》有如醫學界的聖經，它說對的不會有醫師跳出來說是錯的。

當酮體幾乎是身體唯一的能量來源，它對某些不太能利用酮體的癌症就有抑制效果，例如某些腦瘤[2]。但不管是在動物還是在人體，生酮飲食的抗癌效果經常不是沒效、就是研究結果之間互相衝突。因此，以現有的醫學知識，千萬不要把生酮飲食當作抗癌飲食。臨床上因為尋求癌症替代療法，而造成癌症治療失敗的例子並不罕見。

至於健康人減脂減重，生酮飲食的效果是確定的。相關的研究非常多，幾乎毫無異見的都做出這個結論。人體會把吃進去多餘的熱量以脂肪的形式儲存下來，這過程必須靠胰島素。我們可以把胰島素比喻為儲存脂肪的荷爾蒙，有它在人體就開始把能量儲存成脂肪，並抑制脂肪的耗用。

所以，生酮飲食的基本原理，就是「減胰島素飲食法」。唯有胰島素降得夠低夠久，讓體脂持續處於入不敷出的狀態，減脂減重才會發生。

想減重、降三高，採行生酮飲食得停看聽

我們採用任何的飲食法，都要很清楚最後的目的是什麼。如果第二型糖尿病患採用生酮飲食是為了短期降低體重，的確是個好方法。相信你也這麼認為，任何生活型態的調整，都是為了讓我們更健康更長壽。但就這個目的看來，生酮飲食並非長久之計。

二〇〇八年發表在《新英格蘭醫學期刊》的DIRECT試驗就告訴我們，相較於低脂飲食，無論是低碳水化合物或地中海飲食（飲食要有蔬菜、水果、全穀類、堅果類、魚跟海鮮等優質蛋白質，並且搭配橄欖油和適當的紅酒），都更有利於肥胖者減重[5]。唯一的差別在於，地中海飲食不但對血脂是有益的，可以降低更多的低密度脂蛋白膽固醇（LDL-c，俗稱壞膽固醇），對於血糖的控制也比較有效。最後，二〇一六年一項由挪威奧斯陸大學發表於《英國營養期刊》，統合了十一個隨機分配臨床試驗的分析發現，低碳水化合物飲食是會升高血脂（LDL-c）的[6]。

要注意的是，大部分研究都是針對低碳水化合物飲食，目前還缺乏一個很大型的綜合分析，去探討生酮飲食（不但低碳還低蛋白質）的長期作用。所以上述二〇一六年的綜合分析是目前最具參考價值的。LDL-c是一個非常確定的心血管疾病風

險因子，所以千萬不要只是為了減重，就採用生酮飲食，長期來說是會因小失大喔。

最重要的問題來了，依現有的醫學證據，碳水化合物該怎麼吃，才最有益於長期的健康呢？

一半的熱量必須來自優質碳水化合物

二〇一八年九月發表在知名醫學期刊《刺胳針》的 ARIC 研究，給了一個滿肯定的答案：讓碳水化合物大約占你一半的總熱量[7]。ARIC 連續觀察了二十五年，研究了將近五十萬名受試者（年紀範圍四十五至六十四歲），發現每日熱量五〇%來自碳水化合物的參與者是最長壽的。大於或小於五〇%都會讓死亡率開始升高。

這麼一個樣本數龐大追蹤期又長的研究，結論是非常具有參考性的。此外，ARIC 背後的贊助者是美國國家衛生研究院，食品工業不會有興趣贊助這樣的研究，它下的結論自然難以反駁。這裡要提醒一件事，碳水化合物的種類非常多，從很不健康的蔗糖跟果糖等精製糖、精製過的白米以及麵粉，到優質的糙米、藜麥、燕麥等全穀類，同樣都是碳水化合物。選擇上應該以全穀類為主。

所以，重要的不只是抓好碳水化合物的量，還要注意碳水化合物的品質。也就是說，循著ARIC告訴你的方式，讓飲食中五〇%的熱量來自優質的碳水化合物。

生酮飲食自從一九二〇年代開始用來治療兒童癲癇，近十年來又因為對於減重的效果變得很風行。我們在著迷於特殊飲食帶來的短期跟快速的效果之外，一定不要忘了我們選擇生活方式背後，真正的目的。如果你希望在短時間內快速減重，又可以妥善安排你的菜單，那生酮當然適合你。但如果你希望活得久又健康，那你應該選擇被科學長期驗證，確定無害又有效果的飲食，例如本篇提到的地中海飲食。

附帶一提，地中海飲食才剛被知名雜誌《美國新聞與世界報導》（US News and World Report）評選為二〇二〇年總體最佳飲食（Best Diets Overall）[8]！這個排行的二、三名分別是得舒飲食（DASH diet，很適合高血壓及糖尿病患的飲食），以及彈性素食飲食（Flexitarian diet，即大家熟知的鍋邊素）。

總之，攝取優質的碳水化合物，讓它占有日常飲食一半的熱量，是我覺得最明智的選擇。

醫定要知道！

控制糖尿病，生酮飲食可行嗎？

第二型糖尿病的人採用生酮飲食，早期也有不少研究發現可以改善血糖的控制[3]。但需要注意的是，糖尿病的治療目的，是延緩身體的血管受到傷害，進而避免心肌梗塞或是中風，並延長壽命。降低血糖並非唯一的目的。

事實上，已經有不少針對糖尿病的研究發現，用藥物降低糖尿病患者的血糖，不見得會降低中風或心肌梗塞的機會。

同理，許多生酮飲食的研究已經發現，糖尿病人採用生酮飲食，雖然血糖改善了，但同時血脂的狀況也惡化了，總和的結果，還是會傷害到血管。

因此，生酮飲食並不適合用來長期控制糖尿病，道理就在這裡[4]。

03 間歇性斷食適合我嗎？

好處是確定的，但要有技巧。

- 就算東西吃得少，但若是平均分配到一天三餐甚至更多，是無法達到像是間歇性斷食那樣的效果的。
- 一六八斷食讓你可以不用費心去計算卡洛里，而簡單的以時間來掌握自己進食跟禁食的節奏。
- 間歇性斷食也會產生大量的酮體，進而有助於減重、改善血脂、降血壓、改善發炎指數，以及自由基。

限制卡洛里攝入VS間歇性斷食

一九三〇年代，生物學家發現減少實驗鼠的卡洛里攝入量約三〇％到六〇％，可以延長老鼠的壽命大約也是三〇％至六〇％。接著學界興起了一股熱潮，開始在實驗動物、其他靈長類，以及人類研究限制卡洛里攝入（caloric restriction）對於健康、慢性病及壽命的研究。

研究的結果非常一致，限制卡洛里的攝取，可以延長包括酵母菌、果蠅、圓蟲、實驗室老鼠（包括大鼠 rats 及小鼠 mice），以及獮猴的壽命。此外，減少進食也對人類的健康狀況大有助益[1]。但是，上個世紀人類對於進食量跟健康的理解，主要侷限在限制卡洛里的攝取以及其之後一系列奇妙的生理變化，包括比較少的自由基傷害、比較少的老化。

隨著相關研究的進展，科學家逐漸認知到真正重要的事情，其實是動物在進食時間以外那段禁食的時間，這讓本世紀學界的研究方向主要著眼在禁食期間的生理反應，以及它為健康帶來的種種益處[2]。延長不吃飯的時間稱為間歇性斷食（intermittent fasting），是本文主要想討論的主題，不可以跟限制卡洛里混淆。

也就是說，就算東西吃得少，但若是平均分配到一天三餐甚至更多，是無法達到如同間歇性斷食那樣的效果的。兩種飲食習慣都對健康有益，但學界普遍發現間歇性斷食對健康更有幫助。所以，讓我們把焦點放在討論時間（餓了多久），而不是卡洛里（少吃多少卡）。

餓肚子時，身體發生什麼事？

我在關於生酮飲食的文章裡面有提到（第五五頁），當體內的肝醣被消耗光，身體處在極度缺乏葡萄糖的狀態時，會轉而代謝體內的脂肪酸。

那些進入肝臟的脂肪酸，會被代謝成三種酮體（ketone bodies）。這些酮體在體內不但可以被大部分細胞利用當作能量來源。它們本身還具有很強烈的訊號，可以打開身體許多「開關」，而這些開關在我們吃東西或者是久坐時是會關閉的。間歇性斷食跟生酮飲食一樣，都會產生大量的酮體，去開啟這些開關。

這些開關其實就是細胞內的幾種轉錄因子（transcription factors）或是蛋白質，有如存在我們細胞內的開關，掌管特定基因的開啟或關閉，包括：FOXOs、PGC-1α、NRF2、AMPK、以及SIRTs。然而，也有些蛋白質跟荷爾蒙會因為斷食而降低活性或者是關閉，包括：IGF-1以及mTOR。

在上述多重的開關（有些打開、有些關閉）影響之下，我們的身體會表現出較好的抗壓性、蛋白質合成會減少、白血球會開始吞噬體內廢棄的細胞及組織，以及粒線體會開始增加。整體來說，身體細胞會進入存活模式。

以上種種，最後會幫助人體發生以下的變化，包括：增加胰島素敏感度（有些糖尿病人因此血糖會改善）、減重、血脂改善、高血壓降低、發炎指數，以及自由基降低（兩個都是動脈硬化的促進因子）、心律變異增加（代表心臟功能變強）等等[3]。

甚至，抑制腫瘤生長並延長某些癌症病人的存活率[4]、生活品質提升[5]、增加腫瘤對於化療或放射線治療的反應[6]，以及改善氣喘病人的症狀及呼吸道的發炎[7]，還有緩解自體免疫病人的症狀[8]等等。

執行間歇性斷食的經驗談

目前最廣為研究的間歇性斷食法有兩種，分別叫做「五：二斷食法」，以及「一六八斷食法」。

所謂的五：二斷食法，是指一個禮拜挑出兩天吃非常少的卡洛里，其他五天則是正常飲食日。一般專家會建議將這兩天的卡洛里，從一開始每天一千卡逐步下降，目標是降至五百卡。

一六八斷食法，指的就是每天只花八個小時進食，另外十六個小時則不攝取熱量。這兩個方法又以後者得到最多科學資料的佐證。

一六八斷食法較為專業的名稱是在有限時間內進食（time-restricted feeding），顧名思義，它讓你可以不用費心去計算卡洛里，而簡單的以時間來掌握自己進食跟禁食的節奏。畢竟，每個人對五百卡可能認知都不太一樣，萬一攝取超過那就得不到原先預期的效果了。

我個人比較推薦一六八斷食法，一方面不用計算卡洛里，另一方面它跟我們大部分人的生活習慣比較接近，較容易持之以恆地進行。舉例來說，你可以延至早上十點吃早餐，接著想辦法在下午六點前吃完晚餐，只要稍微調整一下生活節奏，是有可能達到的。

我目前一個月中大約會有四分之一的天數進行「一六八斷食法」，但我是採用二〇四這種節奏，意思就是我會禁食二十小時，然後晚上花三至四小時吃一個比較長的晚餐。這樣做的理由是晚餐比較可以允許我放慢步調、吃比較營養的食物，也比較不容易影響到人際關係。

畢竟大部分的聚餐會約在晚餐，而中午的聚會我只喝一點水或咖啡（事前會取得朋友的諒解）。

執行間歇性斷食的建議與提醒

在此，我分享給各位一些關於間歇性斷食的建議跟提醒：

一、**一定要補充鹽分**：最好是海鹽、玫瑰鹽這些含有鈉鉀以外礦物質的鹽。缺乏鈉鉀以外的離子，例如鈣跟鎂，嚴重時是會引起心律不整的。

二、**適當補充綜合維生素**：補充綜合維生素有助於讓身體重要機能可以持續運作，當中的微量元素還可以幫助斷食產生的生理作用，讓它們更健全。

三、**一定要維持適度運動**：走走路或是上健身房做點溫和的重訓或有氧。不要因為斷食就不動或久坐，不然會抵消斷食的好處。二〇一八年發表在《細胞代謝》（Cell Metab 2018）的一篇回溯性文章提到，因斷食產生的好處是會被久坐給抵消的喔[9]。

四、**喝黑咖啡抑制食慾**：如果你可以喝黑咖啡，我覺得這是很好的抑制食慾的方法。我發現黑咖啡讓我在斷食期間思路更清晰，但千萬要注意，不要喝多了產生副作用。

五、**進行超過七十二小時的禁食要謹慎**：的確有些理論提到，這種較長的禁食可以開啟一些短期禁食看不到的效果，甚至聲稱可以變年輕。我自己曾經執行過幾次長達九十六小時的禁食，我發現血中的酮大概會在二十四至三十六小時後才顯著上升，而且會越來越高。

但這種禁食畢竟較有挑戰性，微量元素跟礦物質的缺乏也可能會帶來風險，所以我的建議還是讓您的醫師做過專業的評估再來執行。

在進入農耕生活之前，我們的祖先過著採集狩獵的生活。在食物匱乏的時期，他們更需要體能的活動來尋找能量來源，而且禁食的時間很可能長達幾天甚至幾個禮拜。這代表較長期的斷食並不會讓人類滅亡。

總之，間歇性斷食的好處遠大於壞處，就讓我們一起過過老祖宗的生活模式，來開啟那些古老的自癒力基因吧。

醫定要知道！

斷食期間越久越好嗎？

既然已經確定斷食會帶來許多健康效益，我們是不是應該乾脆就好幾天不進食，讓這個好處加倍呢？醫學界早就想到這個問題了，也已經做了不少研究，探索人體在禁食超過七十二小時，甚至長達幾個禮拜，究竟會發生什麼事。來看看幾個有趣的研究吧。

首先，一組德國研究者讓三十名婦女[10]，其中十二位有代謝症候群，進行了七天較緩和的禁食，受試者可以喝一些茶或是有機蔬果汁，但是一日卡洛里控制在二百至三百卡。試驗結束後，發現所有受試著平均體重跟血壓都下降了，其中收縮壓甚至下降了十六毫米汞柱。臨床上一般認為一顆高血壓藥可以下降十毫米汞柱的收縮壓，所以這相當於一顆半高血壓藥的威力呢。

此外，受試者血中的低密度脂蛋白膽固醇、瘦素（leptin）以及胰島素都會大幅降低，而脂聯素（adiponectin，負責調節能量代謝並且抗發炎）、瘦素受體（leptin receptors）以及一種稱為抵抗素（resistin）的荷爾蒙則會上升。

要注意的是，這種稱為抵抗素的荷爾蒙會增加人體的壞膽固醇以及發炎，並且跟肥胖及胰島素阻抗有關，算是這個研究結果裡比較負面的數字。

同一組德國研究者接著在二〇一九年初發表了一項更大規模的結果。這次他們研究了一千四百名受試者，並且進行四至二十一天的超長斷食，採用跟前次一樣的飲食[11]。

結果再次發現，體重跟腰圍都會隨著禁食天數的拉長逐步下降，而血壓則是禁食來到第五天就下降，之後則維持一個穩定的數字。

高達九三%的受試者覺得禁食中間不會被飢餓所困擾，而且八四%的人覺得身體原有的各種症狀都因為這段禁食而改善了。

但是，基於安全的立場，我不會推薦大家使用這麼長的斷食來促進健康，尤其是研究中還發現抵抗素增加這種不利影響。目前，普遍被醫界推薦的還是「間歇性斷食」。

04 比吸菸更傷身的事！

飲食中的鈉，容易忽視但卻很致命！

- 別再老是把健康飲食跟減少垃圾食物聯想在一起，你其實更缺乏健康的食物。
- 台灣所在的東亞區有近三分之一的死亡，是跟高鈉有關，我們可謂身處在鹽巴的重災區。

飲食取代吸菸，成為全人類的頭號殺手

二〇一九年四月初，全球媒體很有默契的，刊載了同一則新聞。是什麼新聞這麼受到全球媒體共同矚目？不是中美貿易戰，也跟恐怖主義沒有關係。而且跟這些比起來，它對你的影響可能更為深遠。

這則新聞是關於全球疾病負擔研究（Global Burden of Disease Study）更新至二〇一七年的最新結果，是一個重量級的研究。它涵蓋了一九五個國家的疾病跟飲食

資料，時間橫跨將近三〇年（一九九〇至二〇一七年），總結了十五種飲食習慣跟死亡的關係[1]。

你很難找到一個規模跟它一樣巨大的醫學研究了，無論是涵蓋的人口，或是跨越的時間尺度。英國廣播公司標題寫著：「每年五分之一的死亡跟飲食有關」（The Diets Cutting One in Five Lives Short Every Year）[2]，美國有線電視新聞網則幽默的用了一個反面標題：「我們不吃的食物，正在奪走我們的生命。」（What We Aren't Eating Is Killing Us）[3]。

的確，發表在《刺胳針》（Lancet）的這篇研究，給了世人一個強烈的訊息：飲食早就取代香菸，變成了這個世紀人類的頭號殺手了！

這十五個與死亡有關的飲食習慣，由死亡人數高排到低，依序是：

一、吃太多的鈉。

二、吃太少全穀類。

三、水果吃太少。

四、堅果跟種子類吃太少。

五、蔬菜吃太少。

六、攝取太少海鮮中的 Omega-3 脂肪酸。
七、膳食纖維太少。
八、飲食中缺乏多元不飽和脂肪酸。
九、豆類吃太少。
十、反式脂肪吃太多。
十一、鈣質攝取過少。
十二、含糖飲料喝太多。
十三、加工肉品吃太多。
十四、乳製品攝取太少。
十五、紅肉吃太多。

整體來說，在這將近二百個國家，不良的飲食習慣一年共奪走一千一百萬條人命，包括一千萬人因心血管疾病死亡，以及一百萬人死於癌症。全球一年因吸菸而死亡的人數大約是七百萬人，低於不良的飲食習慣、心血管疾病、癌症等所奪走人命的數字。

這個研究洋洋灑灑羅列了十五項不良飲食習慣，其實還告訴我們兩件重要的事情。

首先，不良的飲食習慣跟少吃健康的東西比較有關，而非吃太多不健康的食物。在上面那十五個飲食習慣裡，只有五個是吃太多某種東西，另外十個都跟攝取不足健康的食物有關。別再老是把健康飲食跟減少垃圾食物聯想在一起了，你其實更缺乏健康的食物。

第二，飲食中過多的鈉其實是頭號殺手，這一千一百萬例死亡裡面，有超過三百萬例死亡跟它有關，約占四分之一。如果進一步把這些國家劃分為二十一個區域，台灣所在的東亞區有近三分之一的死亡，是跟高鈉有關。放眼世界其他區域，高鈉幾乎都占不到四分之一，我們可謂身處在鹽巴的重災區。

飲食頭號殺手，鈉其實無所不在

大眾媒體、社群網路、以及朋友圈，形塑了我們的認知，包括對健康這件事。當身旁的人都在談論低碳、生酮、防癌，以及增肌減脂，我們很容易就會忽略掉鈉這個健康頭號殺手。

根據全球疾病負擔研究，高鈉的定義是每日攝取量超過三〇〇〇毫克的鈉，這大約等於七．五克的食鹽。我國衛生福利部則建議一天的鈉攝取量必須低於二四〇〇毫克，約等於六克的鹽[4]。美國心臟學會採用的標準更嚴格，建議將每日的理想鈉含量，控制在一五〇〇毫克以下[5]。

不同的市售鹽會含有不同比例的鈉。標準的食鹽（table salt）鈉含量大約占四〇%，海鹽、岩鹽、玫瑰鹽，則因為成分基本都是氯化鈉，所以鈉含量都差不多。低鈉鹽則是把一半的氯化鈉取代為氯化鉀，所以每單位重量鈉含量會少一半。

值得注意的是，我們常吃的精鹽因為用電析法處理過，已經去掉九九%以上的雜質，所以幾乎就是純的氯化鈉。海鹽、岩鹽跟玫瑰鹽因為缺乏這道精製程序，所以會含有其他礦物質，結石患者必須小心食用。低鈉鹽則因為鉀含量相對高，所以對腎臟病病人負擔會比較大。

但光了解這些還不夠，我們吃進去的鈉，超過七〇%是來自我們並沒有感覺到鹹味的食物，它們才是真正的問題。那些在烹調或是吃飯時才加的食鹽，其實只占了總鈉量的大約一〇%。

據美國心臟醫學會的調查，在美國民眾的日常飲食中，含鈉量最高的有六種食物，簡稱 Salty Six，幾乎都是加工食品，而且讓人覺得非常美味還無法察覺出鹹味，包括了：麵包、披薩、三明治、加工肉品、罐裝湯品、以及墨西哥捲餅[6]。

這肯定讓你覺得有點意外，披薩跟三明治就算了，竟然連麵包都算高鈉食物。如果我們採用美國心臟醫學會的標準，一五〇〇毫克的鈉大概只需要吃五、六片白土司就達到了，而且它們完全沒有鹹味。

超加工食品不只藏鈉，還會導致你吃太多

到底怎樣才算是加工食品呢？巴西聖保羅大學公衛學院提出的 NOVA 食物分類法（NOVA Food Classification），是現在比較通用的定義。這個分類法將食物依據加工的程度分為四類[7]。

第一類是完全天然或僅僅簡易加工的食物（Unprocessed or minimally processed foods），例如新鮮蔬菜水果、沒加糖的果乾、無糖優格。

第二類叫做為烹調而使用的加工食品添加物（Processed culinary ingredients）。簡單的說就是用來添加在第一類食物裡面讓它們更美味，而不會單獨去吃它。我們

常用的鹽、糖、食用油、醋、奶油就是這類。

第三類NOVA食物稱為加工食品（Processed foods），定義是使用上面第二類去處理第一類食物而成的產品。這類食物時常會添加防腐劑。典型的例子包括罐頭水果、加鹽堅果、香腸臘肉、啤酒、紅酒。

第四類稱為超加工食品（Ultra-processed foods and drink products），它屬於加工最徹底的食物，你幾乎已經看不到食物的原貌。它們都是工業化大量生產，含有更多成分的食品。除了會添加第二類較自然的食品添加物，這類食物還會添加在你家廚房找不到的化學物質，像是人工甘味劑、保色劑、色素、漂白劑等等。

你在超市可以買到許多這類食物，而且它們廣受歡迎。舉凡糖果、餅乾、洋芋片、甜甜圈、披薩、汽水等食物，相信不用我舉例你自己就可以想到很多很多了。超加工食品不只鈉含量超高，它們還含有令人難以理解的添加物，會驅動人們越吃越多。

美國衛生研究院做了一個很好的人體試驗。他們將二十名三十歲出頭的健康成人，平均BMI在二十七，隨機分成兩組，並且讓他們吃兩個禮拜不同的飲食。一組吃天然或少量加工的食物，另一組則吃超加工食品，也就是我們上面看到的第一跟第四類 NOVA 食物。這些人可以隨意吃他們想要的量，直到不想吃為止。

結果發現，吃超加工食品的這組每天平均會多吃五百卡，而且兩個禮拜後體重會增加一公斤。相比之下，吃第一類食物的這組不但吃進較少熱量，實驗結束時還瘦了一公斤[8]。

欲罷不能的超加工食品，還讓人短命

相信你也同意，要抗拒超加工食品真的太困難了。就算可以在家裡自己煮飯，吃健康點，我們一天其實花了很多時間在家以外的地方，很難不吃啊！

就像領導上篇研究的凱文霍爾教授（Kevin D. Hall）所寫的，「超加工食品特色在於便宜、衛生疑慮低、又非常容易取得。」難怪會成為現代人主要的食物來源了。但研究不斷的告訴我們，這類食物的健康危害真的很大。我們活在一個自己把慢性病吃進去的年代，需要立刻採取行動，把我們自己的健康拿回來。

法國巴黎第十三大學的一個研究，觀察了十萬名平均年紀四十二歲的成人，歸納他們的飲食習慣以及帶來的癌症風險。結果發現，一天的飲食中，每把一〇%的食物用超加工食品取代，癌症發生率就增加一〇%[9]。

另外，同一個研究更發現，每增加這一〇%的超加工食品，死亡率就增加十四%[10]。另一項在西班牙進行的SUN研究，確認了超加工食品的危害，發現日常飲食每多一分的超加工食品，死亡率就增加十八%[11]。

此外，SUN研究還發現食用超加工食品會縮短老年人的端粒（越短代表生物體越老化）長度[12]，引發高血壓[13]以及肥胖[14]，並導致憂鬱症[15]。雖然特定的添加物必須符合法規，超加工食品還是常含有過量的鈉、糖，以及飽和脂肪。此外用於承裝食品的容器也可能帶有干擾人體荷爾蒙，甚至讓細胞癌化的成分。

看懂營養標示和成分列表，其實很簡單

讀到這裡，相信聰明的你已經逐漸了解一件事：如果要解決一開始所說的十五個不良飲食習慣，不就是把飲食中大部分的加工食品取代掉嗎！

沒錯，這個就是你可以做的一件，基本但卻好處多多的事情。當你逐漸地把這些加工食物替換成加工較少的食物，這代表你不但會吃進比較少的鈉、反式脂肪、

精製的糖以及亞硝酸鹽，還會吃進更多有益健康的蔬菜水果、種子堅果、新鮮肉類、豆類跟膳食纖維。想一想，去掉加工食品，不也就剩這些食物嗎？而且，你還可能吃進比較低的熱量，對地球環境也好太多了。

最後，培養隨時閱讀飲食成分表的習慣吧！它可以讓你很容易的計算今天到底吃了多少鈉，而且我覺得還滿有樂趣的。

國內飲食成分分為「營養標示」跟「成分列表」兩個部分。「營養標示」依規定必須列出熱量、蛋白質、脂肪、飽和脂肪、反式脂肪、碳水化合物、糖、鈉的含量。若該食品另外宣稱有添加其他營養素，則需特別列出該營養素的含量（例如鈣或是葉酸）。有時業者會特別列出上述營養素的每日參考值百分比，注意這是以每日攝取兩千卡熱量當做基準，約一個輕度活動的成年男性一天需要量，例如男性白領上班族。

「成分列表」則會依照成分含量，由量多的排列至最少的。這些成分可能是食品的主要原料，也可能是調味劑、膨脹劑、甜味劑、防腐劑這些添加物。我國食品所列的成分雖都是經過檢驗確定無害，但還是無法排除過敏的可能。

另外，有時你會在「成分列表」上看到一些歐盟的編號，別感到恐慌以為是什麼可怕的化學物質，很多時候他們只是特定的營養添加物，例如E100代表薑黃素、E300代表維生素C。在「Food Standards Agency」網站裡有一個很詳細的列表，有興趣可以參考。

總之，閱讀飲食成分表真的是每個立志當自己的醫師的人，保命的必備技能呢！

05 從敵人變成朋友的食物

過去覺得很危險的食物，其實可以多吃。

- 最新研究指出，咖啡有許多的健康效益，包括降低肝硬化、減少心血管疾病、減少糖尿病、降低癌症風險、預防失智及阿茲海默症、減少憂鬱症狀並預防自殺，甚至降低死亡率。
- 原味爆米花的多酚含量高，遠高過大部分的水果，而且具有膳食纖維高而卡洛里低的優點。

曾經被污名化的咖啡：降低肝硬化、減少心血管疾病

人類使用咖啡的歷史據估計已經有三千年了。世界上，最早喝咖啡的人生活在今天非洲的衣索比亞一帶。嚴格來說，他們是「吃」咖啡，他們會把咖啡豆直接放在嘴巴嚼，或是分配給上戰場的士兵讓他們在戰場上保持清醒。

至於飲用咖啡的習慣，則是隨著滿載奴隸的船隻，從非洲傳到了中東地區，並

進而散播到全世界。而我們現在喝的摩卡咖啡，起源地其實就在現今葉門西南部的一個港口城市，叫做摩卡港。

但是當你正愉悅地享受手上那杯咖啡時，可能不知道咖啡曾經在一九九一年被隸屬於世界衛生組織（WHO）的國際癌症研究機構（IARC）列為可能的致癌物（possibly carcinogenic to humans），而且這個可能致癌物的污名要到二十五年後的二〇一六年才再次被IARC平反，把咖啡從屬於2B類的可能致癌物改列為第三類的無法分類（not classifiable as to carcinogenicity）[1]。

要知道，IARC的這個分類系統是相當保守的，在我寫作此文的二〇二〇年，第四類沒有致癌風險的欄位裡還是空的呢。WHO在他們二〇一六年發表的新聞稿還提到，喝咖啡致癌應該是人們喝了過燙的咖啡才導致食道癌，並不是咖啡本身[2]。

就在咖啡解除了致癌的疑慮後，大量的研究開始發現咖啡除了令人保持清醒，還有許多的健康效益，包括：降低肝硬化（每天越多杯咖啡降低越多）[3]、減少心血管疾病[4]、減少糖尿病[5]、降低癌症風險[4][6]、預防失智及阿茲海默症[7][8]、減少憂鬱症狀並預防自殺[9][10]，甚至降低死亡率[11][12]。

最後，一篇發表於《美國內科學會期刊》（JAMA Internal Medicine）的文章指出，就算你天生代謝咖啡因就比較慢，喝「過量」（每天大於八杯）的咖啡仍然可以減少死亡率[13]。我想讀到這裡，你應該可以放心地繼續享受你的咖啡了。當然這裡的先決條件是，你喝的是不太燙也不過度調味的咖啡，並不是喝著有咖啡味的甜食。

我一直以來都是個咖啡愛好者，而我也曾經被咖啡的致癌疑慮困擾著。咖啡會在近十年來撥雲見日，逐漸受到科學資料的支持，的確是近代飲食史的一大奇蹟。其實，細心的你應該也曾在報章雜誌上注意到類似的事情，許多我們以為不太健康的食物，後來都逐漸被研究證實其實還不錯，值得多多攝取。本文的主要目的，就是為大家回顧這群由黑翻紅的飲食界新星。

幾種近年來由黑翻紅的食物

❶油脂：起因於對糖的反思

油，大概是繼咖啡之後，在近年來最戲劇化的一種食物吧。隨著肥胖盛行率的提高，以及低碳水化合物和生酮飲食的流行，油脂在近年來簡直就像鍍上了金被吹捧著。曾經被各國政府以及醫學界視為健康大敵的油脂之所以會鹹魚翻身，一大部分是來自人們對於糖的反思。精製的糖以及精製碳水化合物對於健康的危害是非常確切的，這讓脂肪成為一個非常鮮明的對照。

此外，並不是所有油脂都是一樣的，如果可以多攝取好油（飽含多元不飽和脂肪酸的油），對健康的好處是非常大的，剛獲選為二〇二〇年最佳飲食的地中海飲食恰好就飽含這類脂肪。所以，比起糖跟精製碳水化合物，油脂類只要能慎選，倒是不必執著於低脂的食物，許多時候低脂的食品恰好就是用過多的糖跟其他添加物，去彌補脂肪不足帶來的口味不足。

雖然這麼說，這並不代表你就該吃太多的「好油」甚至長期執行生酮飲食，因為這種飲食法對健康的長期風險跟好處還沒有百分之百確定喔。

❷黑巧克力：改善認知功能、調節情緒

別再把巧克力跟其他甜食視為同類了。巧克力是從可可果製造而來，目前普遍的做法是先把可可果內的可可豆發酵跟乾燥，接著研磨，並從可可豆提煉出可可脂（cocoa butter）。

提煉出可可脂的可可豆研磨後就會變成可可粉，接著業者會再把可可脂（有時會混一些其他油脂）依不同比例加回去可可粉，接著添加糖跟其他添加物後製成巧

克力。而所謂的黑巧克力百分比，指的就是這些可可粉跟可可脂最後所占的比例。我國政府對於黑巧克力有嚴格的規定，裡面總可可固形物必須至少占三五%，其中的可可脂至少要占十八%。

由於可可果富含多酚（polyphenols）跟類黃酮（flavonoids），這讓黑巧克力多了不少健康效益，包括降血壓[14]、減少血小板凝集[15]，改善認知功能以及調節情緒等等[16][17]。

最後有個小提醒，大部分關於黑巧克力的研究都強調這些健康效益是來自裡面的可可豆，而且可可豆所占的比例跟量都比你想像的大。舉例來說，你可能每天必須吃下超過一公斤的黑巧克力才可以讓血壓下降，所以千萬不要以為光靠巧克力就可以讓你健康喔。

❸蝦子：熱量低、含優質蛋白質和豐富微量元素

蝦子是全世界養殖漁業產值最高的海鮮，也是非常受歡迎的食物。蝦子的熱量很低，而且其中九〇%來自優質的蛋白質，剩下的一〇%則是脂肪。

也就是說，一份八十五公克的白蝦（約四至五隻吃自助餐廳常用的白蝦）含有約八十四卡的熱量，以及豐富的微量元素，包括硒、維生素B_{12}、鐵、磷、菸鹼酸、

鋅跟鎂。其中硒已經可以滿足一半的一日所需（RDA），因此蝦子可以說是一種營養密度很高的食物。

傳統上對蝦子的負評，大多是來自蝦子含有過高的膽固醇，但這已經是個非常過時的觀念。一來，三十隻白蝦的膽固醇加起來才等於一顆雞蛋；二來，造成現代人膽固醇過高的原因，除了直接吃進去膽固醇以外，大多是跟其他的不良飲食及生活習慣有關。關於這點的細節我會在第八章詳述。所以，放心的享受蝦子的美味吧。

❹雞蛋：營養密度高令人驚艷

吃雞蛋到底會不會吃進過量膽固醇，或是增加其他健康疑慮呢？

首先，人體還是需要適量的膽固醇來形成細胞膜，並且合成一些重要的荷爾蒙，例如性荷爾蒙、皮質醇、以及維生素D（也是一種荷爾蒙），過低的膽固醇會破壞這些重要的細胞結構並干擾重要的內分泌功能。此外，高膽固醇血症除了受直接吃進去的膽固醇影響外，最大的關鍵因子還是來自於一些不良生活習慣。

美國心臟醫學會也早在二〇一三年，就屏棄了吃進去的膽固醇會直接影響血中膽固醇這個觀念[18]；美國農業部出版的《二〇一五至二〇二〇年美國人膳食指引》甚至取消了每日三百毫克膽固醇攝取上限這個建議，這份指引即將更新，就讓我們拭目以待其中對於膽固醇的建議會有什麼樣的轉變吧[19]。

除了蛋白質跟膽固醇，雞蛋還有豐富的維生素A、D、E、K、B_6、B_{12}，以及礦物質，可以說是營養密度很高的食物。

❺爆米花：多酚和膳食纖維都很高

人類吃爆米花的歷史已經好幾千年了，目前已知最古老的紀錄是在古代的印加帝國。現代普遍的爆米花作法是在特製的爆米花機中把玉米粒加熱至攝氏一百八十至二百三十度，先用玉米粒堅硬的外殼鎖住裡面的澱粉，讓澱粉因高溫開始焦化並向外產生高壓突破外殼，變成典型的爆米花。

爆米花因為不油也不濕，是電影院最受歡迎的零食。但爆米花不僅僅是零食，沒調味或輕度調味的爆米花可是富含抗氧化物的好食物。一份美國斯克蘭頓大學於二〇一九年發表的結果，檢驗了九種市售爆米花，發現每公克爆米花平均多酚（polyphenols）含量高達六毫克[22]，這樣的含量已經遠高過大部分的水果了[23]。

此外，爆米花所含有的膳食纖維也是一等一的高，卡洛里則不高（除非過度調味）。

醫定要知道！

虛驚一場的雞蛋研究！

在二〇一九年三月號發表的《美國內科學會期刊》（JAMA）一項研究結果，該研究統合了六個前瞻性研究，總計有將近三萬名美國人，追蹤時間長達三十一年[20]。結果發現飲食中每日每增加三百毫克的膽固醇，心血管疾病跟死亡率分別會上升十七%跟十八%。每天多吃半顆蛋的影響雖然比較小，仍分別增加心血管病跟死亡率六%跟八%。這個結果嚇到許多愛吃蛋的人。

但是，營養學的研究一旦拉到這麼長的時間軸，就會出現許多限制，就像哈佛公衛學院網頁的一篇評論文章提到的：「在這麼漫長的追蹤時間裡，許多人的飲食習慣是不斷改變的，這個研究結果必須跟其他早些的研究互相對照，而這些研究是發現低中度的雞蛋攝取是不會提高健康人的風險的。」[21]

簡單說，引起疾病的並不是吃雞蛋本身，而是別的不良習慣。如果你可以遵守健康飲食的準則，吃蛋本身是傷害不了你的。放心的吃雞蛋吧，記得要選擇優良的雞蛋，並且使用健康的烹煮方式喔。

06 廠商沒有說的事之一

小心，有些營養補充品你不該吃！

- 務必要做個聰明的消費者，能夠清楚的辨別食品（找不到任何字號）、健康食品（會標明衛部健食規字以及小綠人），以及藥品（會標明成製字、成輸字、藥製字、藥輸字等等）。
- 維生素D在人體只是一種標記，跟健康風險有連帶關係但卻沒有絕對的因果關係，真正導致這些慢性病的背後原因並非維生素D而已。

營養補充品並非藥物，法規很不一樣

我在臨床上常會遇到這樣的情景，一位病人跟我描述了症狀後，然後說：「張醫師，這些是我現在在吃的藥，給你參考一下。」結果，最後拿出來的竟然是一堆

營養品。你是否也曾有過類似的困惑呢？不是全然理解所謂藥品跟食品在法規上的差異。要小心，這正是不肖廠商得以趁虛而入，誘惑你掏出錢來的時候。

台灣的藥品主要由藥事法規範，而食品則是由食品安全衛生管理法規範。介於食品跟藥品之間，還有一類食物專門稱為健康食品，意思就是具有政府定義的十三項保健功效的產品，且這類的食品是另外由健康食品管理法所規範的，獲得核准的產品得以標上專屬標章，也就是我們熟知的小綠人標章。

要注意的是，市面上大部分的「保健食品」是不具有小綠人標章的，因此嚴格來講並不能稱為「健康食品」。由於健康食品的審核大多需要檢附科學資料來跟衛服部申請查驗登記，增加了產品上市的成本，導致廠商大多選擇生產不具有小綠人標章的保健食品。

此外，由於台灣對於藥品廣告的管制，一般人不太容易接觸到跟藥物療效以及安全性相關的資訊，更容易助長這種把保健品當作藥物的錯誤認知，誤以為它們都是政府把關過而具有某種功效的特效藥。

因此，請你務必要做個聰明的消費者，能夠清楚的辨別食品（找不到任何字號）、健康食品（會標明衛部健食規字以及小綠人），以及藥品（會標明成製字、成輸字、藥製字、或是藥輸字等等）。

不該補充營養補充品的情況

絕大部分的保健食品其實就只是食品，而不是政府定義的「健康食品」時，你在產品包裝上面是不會看到任何字號的。也就是說，會標上任何字號的食品（非健康食品）是違反政府規範的。

這類食字號是指廠商跟食藥署之間的「報備」公文字號，並不是指食藥署「核准」此產品，所以食藥署已經明令禁止標上這類字號，在選購保健品時一定要特別注意。此外，就算我們能夠買到品質符合標準的保健品或是膳食補充品，研究已經發現在以下的狀況補充某些膳食補充品，壞處可能多過好處。

以下，我根據最新文獻列出幾個可能讓你食補卻補出毛病來的狀況。

❶維生素D：與慢性病有連帶關係，但補充不見得有幫助

維生素D是一種荷爾蒙的前驅物，會在我們皮膚吸收紫外線後由膽固醇轉化而來。如果我們吃到照射過紫外線的食物，例如黑木耳或是曬過太陽的哺乳媽媽，也會間接吸收到維生素D。維生素D經過肝臟和腎臟的作用，會轉變成具有活性的分子骨化三醇，英文是1,25（OH）D，骨化三醇是一個荷爾蒙，作用在許多器官。

維生素D在近年成為營養素界數一數二的「網紅」，其中一個重要原因就是：大量研究顯示維生素D的缺乏跟許多疾病有關，自然而然的，補充維生素D來預防這些疾病變成一個顯而易見且通俗好懂的結論。但不幸的是，有越來越多的研究發現補充維生素D不但不能治療某些疾病，還可能產生意想不到的傷害。

首先，英國《刺胳針》（Lancet）跟《美國內科醫學會》（JAMA）分別在二〇一四年[1]跟二〇一九年[2]發表了統合分析，結論補充維生素D並無法明顯降低心肌梗塞跟中風等心血管疾病。此外，雖然血液中的維生素D太低的確跟癌症有關，補充維生素D卻沒有辦法顯著且一致性（意即研究間的結論一致）的降低癌症風險[3]。

維生素D對於骨頭的影響同樣的呈現出矛盾的結果，雖然血液中維生素D過低

會降低骨質密度並進而增加骨折風險，但弔詭的是，補充維生素D同樣無法一致證實可以增加骨密度或減少骨折風險[4]。

最後，雖然血中維生素D濃度高，死亡風險也比較低，但額外補充D增加濃度，卻沒有辦法降低死亡率[5]。可見，維生素D在人體只是一種標記，跟健康風險有連帶關係但卻沒有絕對的因果關係，真正導致這些慢性病的背後原因並非維生素D而已。醫學上這樣的例子可說屢見不顯。

❷維生素B_{12}：非素食者補充過多可能有害

維生素B_{12}是維生素B家族中分子最大的，在自然界只有細菌跟海藻可以合成，接著在食物鏈中逐漸往上累積，人類一般是由動物性食物攝取。維生素B_{12}的重要功能，包括：合成DNA，形成神經外鞘，以及幫助骨髓製造紅血球。缺乏維生素B_{12}跟許多疾病有關，包括貧血、口腔炎、腸胃問題、認知障礙、失智、運動失調，泛稱維生素B_{12}缺乏症。

維生素B_{12}幾乎只能從動物性食物攝取，素食者還是建議要額外補充。但若本身並沒有吃素，補充過多B_{12}可能有害。

首先，二〇一九年一項研究已經顯示，補充高劑量的B_6跟B_{12}會增加骨折風險[6]。另外一項法國的研究，竟發現過高的血中B_{12}，癌症的風險會變為兩倍，其中轉移性癌的風險更高達四倍[7]（這裡的過高，定義是血中B_{12}濃度大於一千 ng/l，一般正常值約介於一六〇到九五〇）。

最該注意的，已經有不少研究顯示補充過多維生素B_{12}直接跟死亡風險相關，不管是在慢性病人[8][9]、高齡者[10]或一般大眾[11]身上都有觀察到。

總之，依目前可得的科學證據，補充維生素B_{12}絕對壞處多過好處。我的建議是除非素食者或是正服用某些藥物，例如雙胍類的血糖藥或是氫離子幫浦抑制劑這類制酸劑（這類藥物會影響維生素B_{12}的吸收），千萬不要過量補充維生素B_{12}。

如果你還是希望稍微補充以平衡飲食的不足，也建議你可以選擇B群或是綜合維生素。

❸抗氧化物：健康人特別額外補充，沒太大幫助

人體會因為菸、酒、環境污染、不良飲食、放射線、慢性病而產生自由基，因此需要相應的產生抗氧化物（尿酸、穀胱甘肽，以及幾種酵素）來避免這些自由基

進一步破壞我們的身體組織，例如蛋白質、脂肪、以及DNA。

除了身體自己合成的抗氧化物，我們還可以從飲食中攝取到許多能夠抗氧化的營養，比較重要的包括維生素A、C、E、硒、β-胡蘿蔔素，以及白藜蘆醇（**resveratrol**）等等。

我們可以從大量的醫學證據中知道雖然許多慢性病跟自由基（較正確的說法是氧化壓力；**oxidative stress**）有關，但相反的由補充品中攝取抗氧化物，卻無法證實可以改善這些慢性病。

我這裡引用了「考科藍報告」的結論，補充抗氧化物對於改善以下疾病或是症狀並沒有幫助，包括：子癇前症及其他懷孕的併發症[12]、思覺失調症[13]、脂肪肝及其他肝病[14]、漸凍症[15]、白內障[16]、運動後的乳酸堆積[17]、老年黃斑部退化[18]、早產兒的常見疾病（維生素E無效）[19]、心血管疾病（硒無效）[20]、氣喘（維生素C、E無效）[21]、敗血症（穀胱甘肽的前驅物質**N-acetylcysteine**無效）、重症病人（硒）[22]、化療併發症（硒無效）[23]。

總之，如果「考科藍報告」繼續針對抗氧化物的相關研究去做系統性分析，這個列表一定越來越長。最重要的，當「考科藍報告」在試圖針對延長壽命以及預防癌症相關的議題，分析抗氧化物的成效時，竟意外發現抗氧化物不但不能延長人的壽命或是預防某些癌症，相反的還發現補充抗氧化物會增加死亡率[24]。

因此，在這些疑慮還未消除前，我衷心建議大家從新鮮的食物攝取抗氧化物就好。

最後，讓我引用《美國醫學會雜誌》（JAMA）在二〇一八年的一篇文章，標題為「補充維生素跟礦物質，醫療人員必須知道的事」[25]。裡面的結論提到，除了某些容易缺乏營養素的特殊族群，健康人特別再去攝取額外的營養素，完全沒有助益。意即，當某些臨床狀況已經確定跟某些營養素的缺乏有關，我們再去補充就好了。

07 廠商沒有說的事之二
有這些情況你應該補充營養品

- 維生素C對人體相對安全很多，而且不易累積在體內。每天超過一公克可能會引起腹瀉跟其他腸胃道症狀，但整體來說耐受性是很好的。
- 魚油補充品適合忙碌且不容易攝取到魚類的現代人，它的抗發炎，以及改善某些情緒問題，是至今比較確定的功效。

營養素缺乏的的確是許多疾病的根源

麥肯錫公司曾經在二〇一三年出版一份商業分析報告，探討營養補充品的市場為何會在近幾十年來蓬勃發展[1]。這份報告歸納了幾個重要原因，其中兩個最重要的，是嬰兒潮人口的逐漸老化，以及對於預防醫學意識的抬頭。

這篇報告並指出，這群嬰兒潮世代在營養補充品市場（現在統稱 VMHS，指的是 vitamins, minerals, and herbal supplements）共計占了將近四〇%，而且還在增加中。可見隨著我們年紀增加，跟營養缺乏相關的慢性病和老化會變成一個大問題。

事實上，知道什麼樣的慢性問題跟缺乏某些特定的營養素有關，恐怕比花力氣去研究那些營養品可以抗衰老或是補身體還更重要。誠如上一篇文章結尾所說的，能夠從營養補充品受益的人，就正好是缺乏那些營養素的人。

明智的消費者！了解何時要補充營養品

以下讓我列出幾種重要的營養補充品，它們的好處已經發現大過壞處，供您在選購時參考。

❶維生素C：容易流失，不妨額外補充

維生素C大概是我們生活中最容易獲取，但卻也最容易流失的維生素。維生素C嚴重的缺乏會引起壞血症，但現代已經不多見了。維生素C是第一個人類可以自己合成的維生素，目前已經被世界衛生組織列為不可或缺的藥物（WHO Model List of Essential Medicines）之一。

維生素C負責身體許多組織的修復，參與許多重要的酵素系統，並且維持免疫系統的正常運作。它廣泛的存在許多食物裡（大部分是蔬菜跟水果），極易受到熱以及時間的破壞。研究已經指出[2]，維生素C在我們感冒時可以緩和並且縮短症狀。此外，對於容易罹患肺炎的高危險族群，補充維生素C可以降低他們的嚴重度以及死亡率[3]。

此外，還有證據指出補充維生素C可以降低得到破傷風之後的死亡率[4]，以及預防運動後支氣管氣喘的發作[5]。近期有不少研究開始探討補充較高劑量的維生素C，跟癌症預防甚至治療的關係，但還有待更有說服力的證據。

維生素C對人體相對安全很多，而且不易累積在體內。較高劑量（每天超過一公克）可能會引起腹瀉跟其他腸胃道症狀，但整體來說耐受性是很好的。因此，建議不妨把維生素C當作你常規補充的營養品，尤其當你需要好的免疫力來預防許多疾病跟症狀時。

❷益生菌：可以改善腸躁症等多種健康問題

我們的腸道跟身體其他重要器官的健康緊密相關，而腸內菌叢又扮演著其中的關鍵角色。補充益生菌（probiotics）可以直接改變這些腸內菌叢，並進而改善我們的健康狀態。天然的益生菌存在一些食物裡，例如酸菜、泡菜、優格、味噌等等。

市售的益生菌補充品一般是做成粉劑或膠囊，一個單位含有約十到一百億隻菌。常見的菌種包括乳桿菌屬（genus Lactobacillus）、比菲德氏菌屬（genus Bifidobacterium），以及梭菌屬（genus Clostridium）。

除了免疫力極度低下的狀況，補充益生菌的安全性很高，而且研究發現益生菌可以改善的健康問題包括：兒童的濕疹[6]、抗生素引起的腹瀉[7]、細菌性陰道炎[8]、高血壓（機轉尚不明確）[9]、高膽固醇（效果不強）[10]、降低蛀牙機率[11]、預防上呼吸道感染[12]、腸躁症[13]，以及早產兒的壞死性腸炎[14]。

總之，由持續累積的研究資料可知益生菌的確對身體健康幫助遠大於風險，雖然理論上它是透過影響腸道菌叢來發揮作用，許多改善的背後其實還存有許多等待解釋的作用機轉。

最後，這些研究揭示的健康效益尚未被各國官方認可為等同藥物的治療效果，也就是說，上面提到的許多健康問題都有它們的標準治療，接受這些標準治療才是正確的，而益生菌僅僅是補充品喔。

❸魚油：跟 Omega-6 競爭，改善身體的發炎

「Omega-3 脂肪酸」是魚油的主要成分，包括含有二〇個碳的二十碳五烯酸（Eicosapentaenoic acid; EPA）及二十二個碳的二十二碳六烯酸（Docosahexaenoic acid; DHA）。此外，自然界還有一種十八碳的 Omega-3 脂肪酸，稱為α-亞麻酸（α-Linolenic acid; ALA），人體可以經由攝取 ALA 然後在體內轉化成 EPA 及 DHA（效率很差），或者是直接由海鮮類食物跟魚油補充品獲取 EPA 跟 DHA。

EPA 跟 DHA 在我們體內負責許多重要的生理功能，是身體不可或缺的脂肪酸。它們跟另一大類稱為 Omega-6 的脂肪酸都會衍生成類花生酸（eicosanoids），接著執行身體重要的化學及訊號傳遞功能。Omega-3 脂肪酸會跟 Omega-6 脂肪酸競爭參與這些反應，分別導致抗發炎以及發炎反應。

人們會對魚油產生興趣，首先是觀察到世界上魚吃得比較多的族群心臟病的發生率也比較低，接著後續的研究逐漸釐清魚肉中的 Omega-3 脂肪酸是心臟保護主要的原因，因而才開始從魚類中提取魚油作為補充品。

目前已知補充魚油的好處，包括降血壓[15]、改善類風濕性關節炎的症狀[16]、改善憂鬱症（但對躁症效果不佳）[17]、改善乾癬症狀[18]。

魚油對於心血管疾病的好處目前的結論是莫衷一是，這有兩個可能的原因。第一，由於可以保護心血管的藥物在近年來發展迅速，相對的就讓魚油的效果被掩蓋掉了；第二，要能夠改善一些心血管風險指標，包括三酸甘油脂甚至是心血管疾病發生率，通常需要比較高劑量的EPA。如果想在一般市售的魚油獲得足夠劑量的EPA，每天就需要吃到十顆以上。然而，一般魚油的研究是不會讓受試者吃到這麼多的，因為會有凝血問題的顧慮。

總之，魚油補充品適合忙碌且不容易攝取到魚類的現代人。它的抗發炎，以及改善某些情緒問題是至今比較確定的功效。一天建議以攝取一公克的Omega-3脂肪酸為主，意思就是如果用的是濃度五〇%的魚油（一半的重量是Omega-3脂肪酸），那就一天服用二公克，超過這個劑量會有出血的風險。

盡量不要吃魚肝油，因為有維生素A過量的顧慮。最後奉勸各位，如果你可以吃到足夠的鮮魚，那就無需再額外補充魚油，畢竟天然的來源還是最好的。

❹葉酸：孕期缺乏，影響胎兒發育

葉酸（folic acid）又稱為維生素B_9，在體內以數種不同的形式存在，並且參與身體許多關鍵的化學反應，包括DNA的合成。我們很容易從日常飲食攝取到葉酸，像是肉類、動物內臟、全穀類、堅果、深綠色蔬菜，都是富含葉酸的食物。但是當我們長期飲食不均衡、有肝腎疾病、或是長期服用某些藥物，再加上臺灣並未大規模在食材裡（例如麵粉）添加葉酸，葉酸缺乏症還是有發生的可能。

有鑑於葉酸缺乏症經常都很嚴重，包括貧血、神經系統病變、心血管疾病，以及胎兒的神經管缺陷（母親在懷孕期間缺葉酸）。若你是葉酸缺乏症的高風險族群，記得趕緊從食物中補充，或是考慮使用葉酸補充品。目前我國葉酸的每日攝取建議是四百微克。

❺綜合維生素：外食而營養不均衡的最好選擇

最後，如果你真的擔心自己因為常常外食而有營養不均衡的問題，綜合維生素可能是你最好的選擇。在大部分因某類營養素缺乏而導致疾病的例子，這些缺乏的營養素其實都是很微量的，意思就是很容易就可以從綜合維生素補充回來。

大原則是，選擇可靠的品牌，在保存期限內吃完，並且不要過量攝取。綜合維生素可以短期矯正營養不均，但千萬不要把它當作仙丹妙藥，以為吃了就可以代替均衡的飲食，這樣就捨本逐末了。

08 你其實誤解了膽固醇

八〇％的膽固醇不是吃進去的。

- 肝臟會利用吃進去的脂肪（主要是三酸甘油脂）合成膽固醇，而絕大部分的膽固醇其實是身體自己合成的。
- 低密度脂蛋白的氧化跟動脈硬化，尤其是早期的硬化有關，所以除了定期追蹤血中膽固醇濃度，維持良好的生活習慣跟飲食習慣，減低身體的氧化壓力，才能夠有效避免動脈硬化。
- 擁有高的「好膽固醇」，並不代表心血管風險就低。

膽固醇是怎麼來的？作用是什麼？

膽固醇（cholesterol）屬於脂類，幾乎所有動物細胞都可以合成，但在人體絕大部分的膽固醇是肝細胞利用脂肪酸合成的。肝細胞會因為受到不同的刺激，而選擇增加或減少膽固醇的合成。例如，食用過多的飽和脂肪跟反式脂肪，會刺激肝臟製造過多的膽固醇。

膽固醇有三個主要功能：首先，它是構成動物細胞膜的重要成分，沒了膽固醇就沒有動物細胞，就像是水跟氧氣對我們的重要性一樣。

第二，膽固醇可以合成固醇類的荷爾蒙（steroid hormones），包括黃體素、雌激素、睪固酮、以及由腎上腺皮質所分泌的荷爾蒙。皮膚下的膽固醇也會因紫外線的照射而轉變成另一種荷爾蒙，維生素D。

第三，膽固醇會轉變成膽汁內的膽酸（bile acid），膽酸除了可以乳化食物中的脂肪幫助消化，還參與了全身的代謝反應，因此也具備了荷爾蒙的功能。

膽固醇必須結合脂蛋白（lipoproteins）才能在血液中運送，我們抽血檢驗到所謂的好膽固醇、壞膽固醇，指的其實是跟不同脂蛋白結合的膽固醇，前者是跟高密度脂蛋白結合的HDL-c（c指的是膽固醇cholesterol），後者則是跟低密度脂蛋白結合的LDL-c。

這兩種脂蛋白在血漿中運送膽固醇的方向剛好反過來，HDL將膽固醇由組織（包括血管壁的硬化斑塊）帶往肝臟儲存或代謝，而LDL則把膽固醇帶往組織利用。

大量研究已經闡明，過高或過低的膽固醇都對健康不利，而現代人較常見的血脂問題通常是過高。過高的膽固醇會引起動脈硬化以及後續的心血管疾病。過低的情況則少得多，因為健康人的肝臟跟小腸一天約可以產生一公克的膽固醇，已經可以滿足需求。

關於膽固醇的常見迷思

❶膽固醇是吃進去的？

正確的答案應該是，只有少部分的膽固醇是直接吃進去的，而這大概是所有關於膽固醇的迷思中的迷思了。肝臟會利用吃進去的脂肪（主要是三酸甘油脂）合成膽固醇，絕大部分的膽固醇其實是身體自己合成的。

在身體健康的狀況下，每日合成的膽固醇已經足夠身體所需，而下列的狀況則會讓身體加速合成膽固醇：帶有某些特定基因（例如APOE4）、不運動、吸菸、停經、甲狀腺機能低下、過多的甜食、慢性壓力等等。

❷飽和脂肪是好東西？

臺灣二〇一四年間發生的劣質油品事件讓人記憶猶新，這個廣受矚目的社會新聞也一度讓豬油等飽和油脂重新鍍上一層金，再度受到大眾的追捧。當時之所以大家會重新愛上豬油，除了飽受來歷不明的黑心油品驚嚇（相對來說，豬油就是來自我們熟悉的豬肉），豬油耐高溫的特性也讓人們多了不少安全感。

人類這麼關注飽和脂肪其實不是第一次，早在上個世紀一九九〇年代，英國著名的《刺胳針》（Lancet）就刊登過一篇研究，是由法國國家衛生暨醫學研究院（INSERM）的瑞諾博士（Serge Renaud）等人發表的[1]。這篇文章提到法國人攝取了這麼多的飽和脂肪，但冠狀動脈心臟病的罹患率卻低了四〇%，其中的原因是法國人喝了較多的酒精，可以透過抑制血小板的凝集來降低冠心病的發生率。

這個因為飲酒而保護到攝食飽和脂肪的血管，被作者稱為法國悖論（the French paradox），它引發了不少的後續評論及研究，也讓飽和脂肪穿上了一層和善的外衣。

事實上，作者根本沒說飽和脂肪是好東西，而且後續的研究也推論好處並非來自酒精，而是紅酒中的其他成分[2]~[5]，所以千萬別把這個研究過度解讀了。不幸的是，近年來興起的生酮飲食又再度鼓吹食用飽和脂肪，讓培根等飽含脂肪的加工肉品（已經被世衛組織列為致癌物）成為名副其實的生酮寵兒。

我在這裡呼籲，千萬不要為了減重採用此種極端的方式，真的是會賠上健康。

❸膽固醇過高會堵塞血管？

膽固醇藉由結合在不同的脂蛋白上而在體內運送並代謝，就像住在城市的人藉由搭乘不同的交通工具而通往不同的目的地，不論是脂蛋白（車子）或者是膽固醇（乘客）都不會直接堵住血管。

血管堵住在醫學上稱為動脈硬化，如果要用一樣的譬喻，動脈硬化是起因於某些種類的車子（ＬＤＬ）壞掉了，這些原本該把膽固醇準確運往組織運用的ＬＤＬ，因為種種原因而被氧化（oxidized LDL），結構受到了破壞，就像車子壞掉以至於導航系統無法辨別車子的位置，最後造成膽固醇到不了目的地，膽固醇的代謝受到干擾，最終造成動脈硬化。

近期有越來越多的研究證實了並非膽固醇過高會阻塞血管，而是上述提到低密度脂蛋白的氧化跟動脈硬化息息相關，尤其是早期的血管硬化有關[6][7]。所以，除了定期追蹤血中膽固醇濃度，維持良好的生活習慣跟飲食習慣，減低身體的氧化壓力，才能夠有效避免動脈硬化。

❹好的膽固醇（HDL）高就一定好？

大型的臨床研究已經確定HDL過低跟心血管疾病有關。但令人意外的是，擁有高的HDL並不一定代表心血管風險就低。

首先，輝瑞藥廠在二〇〇六年宣布中止他們的一個新藥torcetrapib的臨床試驗跟後續的開發[8]。這是一類總稱CETP抑制劑的新藥，可以升高血液中的HDL，但臨床試驗結果卻出乎意料地發現HDL的確是升高了，但並不能減少心血管疾病的發生率，甚至還造成了八十二名試驗病患的死亡。

之後，還有瑞士羅氏[9]、美國禮來[10]跟默克[11]三家藥廠前仆後繼的測試他們自己的CETP抑制劑新藥，但全部都以失敗告終，也間接宣告升高HDL來預防心血管疾病這個想法是不可行的。

二〇一一年，一組瑞士研究者將冠心病或急性心肌梗塞病人血液中的HDL分離出來，發現這些來自病人的HDL並沒有辦法改善血管內皮細胞的發炎跟修復血管，他們稱這種現象叫「HDL功能異常」[12]，而失去功能的HDL再多對人體也沒有幫助。

二〇一六年，美國賓州大學的研究[13]更發現某些SCARB1基因帶有罕見變異

（P376L）的病人，不但HDL會升高，連冠心病的發生率都會增加。可見，當你抽血發現HDL太低，的確需要增加運動並且改善飲食來矯正。但相反的發現HDL很高，可先別高興得太早，持續維持好的生活習慣才是正確的。

5 降膽固醇藥物很可怕？

目前較普遍使用的降膽固醇藥物有三種，HMG-CoA還原酶抑制劑（也就是大家熟知的Statins）、膽固醇吸收抑制劑，以及PCSK9抑制劑，其中使用最普遍的是第一類的Statins。

這三類藥物最主要的作用都是可以降低LDL，因為心血管疾病的確會因為LDL的降低而跟著下降。Statins類藥物的常見副作用，包括肌肉痠痛、噁心嘔吐、頭暈頭痛，較嚴重的則有肝功能異常以及橫紋肌溶解，但發生的機會很低（小於二%）。

事實上，大部分Statins的副作用都能夠隨著治療而逐漸減輕，再加上Statins已經確定不但可以降低LDL，還可以降低跟心血管有關的死亡率，對於有中高風險的病人來說，是一個好處遠大於壞處的治療。

但根據一份國內的調查，發現六成有高血脂的人從來沒有服用過藥物，而其中一半是覺得高血脂單純靠生活作息就可以調整，根本不用服藥。其實這些對於Statins的無端恐懼，可能比Statins的嚴重副作用更致命[14]。

總之，大部分的膽固醇是來自我們肝臟跟小腸，並非經由飲食直接吃進去的。不良的生活跟飲食習慣的確會增加壞的膽固醇，所以我們必須保持良好的運動跟飲食習慣，避免肝臟製造過多的壞膽固醇。除此之外，降膽固醇藥物若能夠正確認識並使用，其實好處是大於風險的。

09 現代人的腸道危機

擁有健康的腸胃道，好處遠超過你的想像。

- 腸胃道裡存在約一億顆神經細胞，這龐大的數量遠超過我們脊髓加周邊神經的神經元數量，可以在大腦之外獨立運作，使得腸道彷彿就是我們第二個大腦。
- 在健康的狀態下，這些腸內菌約有八成是對我們有益的，幫助消化食物、調節免疫系統、抵禦病原體，還可以產生維生素B_1、B_2、B_{12}、K。

主宰人體健康的樞紐器官，就是腸道

兩年前在我的大學同學會上，席間我跟幾位腸胃科跟兒科的大學同學聊起他們近年來在他們各自領域經常關注的主題，有位同學跟我提到腸道菌叢（gut microbiome），以及它與許多慢性病之間的連結。

我們的腸胃道，早就從消化吸收食物以及排除廢棄物的器官，變為我們身體的

樞紐器官，跟許多慢性病都有緊密的連結了腸胃道從胚胎生成的第十六天開始發育，除了我們熟知的消化吸收功能，它還擔負了幾個身體的重要功能，主要是免疫以及排毒功能。

如果把我們的腸胃道全部攤開，面積大約是我們皮膚的三倍。如此寬闊的腸胃道無時無刻都在接觸大量的外來物質，因此成為了我們身體最大的免疫器官。因為人體約高達七〇％的免疫細胞集中在這裡，而且這裡面還住著高達一百五十兆隻的腸內菌，大約有兩公斤重。

在健康的狀態下，這些腸內菌約有八成是對我們有益的，幫助消化食物、調節免疫系統、抵禦病原體，還可以產生多種維生素，例如維生素B_1、B_2、B_{12}、K。人類開始意識到這些腸內菌的重要性，始於上世紀的一九九〇年代。也就是說，我們在跟它們共生了七百萬年後，三十年前才開始深入研究這些「房客」。此外，腸道還可以藉由 CYP3A4 酵素系統代謝掉許多環境毒物以及某些藥物，是人體不可或缺的排毒器官。

近年來，透過精確的組織學及解剖學，我們了解在腸胃道裡存在約一億顆神經細胞，這龐大的數量遠超過我們脊髓加周邊神經的神經元數量，可以在大腦之外獨立運作，使得腸道彷彿就是我們第二個大腦。

情緒壓力會改變腸內菌的生態，而且某些腸內的壞菌會影響人類的行為。很神奇吧，近年來你常聽到的腸腦軸（gut-brain axis，大腦和腸道的雙向訊息交流系統），就是在描述這層緊密的關係。腸道擔負著這麼多重要的生理功能，說它是攸關健康的樞紐器官，真是不為過。

幾個關於腸道跟健康的最新發現

近年來關於腸胃道跟健康的關係，有不少劃時代的重要發現，以下為你舉幾個重要的大發現。

❶腸道是血清素最大的分泌器官

腸道在腸內菌的幫助下分泌的血清素（serotonin），占全身分泌量的九〇%，是這個荷爾蒙最大的分泌器官。這些血清素不只影響宿主，也就是我們的心情和腸胃道功能，還會反過來被腸內菌利用。

二〇一九年一個動物實驗發現[1]，當我們餵食實驗鼠人類用的抗憂鬱藥（會增加血清素濃度），某些種類的腸內菌數量會增加。也就是說，某些種類的腸內菌因為需要血清素，數量會受到血清素高低的影響。

❷帕金森氏病可能起自腸胃道

帕金森氏病（Parkinson's disease）傳統上都認為始於大腦，新研究暗示可能起自腸胃道。

一組丹麥的研究者於二〇一九年發表他們解剖帕金森氏病患者遺體的報告[2]。他們在某些人的腸道神經細胞發現路易氏體（Lewy bodies）。路易氏體可見於帕金森氏病，以及某些型態的失智症患者腦細胞中。但在這些案例裡，這些帕金森氏病患者的路易氏體顯然是起源於腸內，接者透過迷走神經（連接大腦以及腸道的重要神經）進入大腦，最終導致帕金森氏病。

❸生酮飲食透過腸內菌抑制癲癇發作

一組加州理工學院的研究者，讓實驗鼠吃抗生素以殺掉腸內菌[3]，接著餵食這群實驗鼠生酮飲食，結果發現生酮飲食的抗癲癇效果在牠們身上消失了。可是，當他們把某些品種的腸內菌移植回這群缺乏腸內菌的老鼠身上，生酮飲食又可以發揮抗癲癇效果了。

更有趣的是，他們又把實驗鼠分為兩組，一組餵食生酮飲食，一組則給一般飲食。一段時間後，他們把生酮飲食組的腸內菌移給一般組的實驗鼠，後者也對癲癇有抵抗力。

以上兩個實驗一來證實腸內必須有細菌的存在，才能對生酮飲食發生反應，二來也證實食用生酮飲食，能夠「養」出對抗癲癇的腸內菌。

❹腸道決定癌症免疫治療的成敗

既然說腸道是全身最大的免疫器官，談到癌症免疫治療總免不了會回到腸道上。

事實上，隨著癌症免疫治療藥物的推陳出新，醫生們開始發現腸道功能較好，更精確說是腸道菌較活躍的病人，或是腸道具有某些品種細菌的病人，接受了癌症免疫治療後比較容易出現效果[4]。反過來說，癌症病人在接受免疫治療前服用抗生素（會殺掉腸內菌），也會使得癌症治療的效果大打折扣。

❺腸子健康，骨頭也跟著健康

腸胃道跟骨頭密度的關係，不僅僅是吸收鈣質。有不少動物實驗跟人體研究都發現，當我們用抗生素去殺掉腸內菌，也會同時引起骨質疏鬆症。相對的，當我們補充益生菌或是益生質（prebiotics，是益生菌的食物），骨質密度就會跟著回復，這代表腸胃道以及腸內菌跟骨質健康是息息相關的[5]。

近幾年來，除了腸腦軸，腸胃專家也開始用腸「骨」軸形容腸道跟骨質的這層緊密關係。當然，有許多相關的研究還在進行中，這也印證了上面提到我同學曾說過的話。很可能在不久的將來，人類有辦法藉由更精確的，針對腸內菌的治療，去對抗許多難以治療的疾病[6][7]。

改善腸漏症，是治療疾病的重要基礎

腸壁除了吸收消化過的營養素以及回收水分，更重要的功能是抵禦外來物的入侵，包括毒素、殺蟲劑、尚未消化完全的食物，以及細菌。

如果腸道的防禦功能因為疾病或藥物受損，上述這些壞東西就容易進入血流造成更大的問題，而這就是腸漏症。

例如，臨床上如果遇到肝硬化且肝功能已經開始惡化的病人，就不能只是補充白蛋白或引流來處理腹水，這時更重要的治療反而是預見敗血症的發生，提早投與抗生素治療。主要的原因就是肝病容易破壞腸道的防禦功能，造成腸內細菌移進血液裡而造成全身的感染，甚至敗血症。這算是我的臨床生涯第一次意識到腸漏症的存在。

腸漏症的正式醫學名稱是「小腸通透性增加」（increased intestinal permeability），目前醫界尚未把腸漏症列為正式的疾病或症候群，但這個現象的確有方法可以間接地去證實[8]。檢測腸漏症的方法很多，但還沒有一種方法獲得專家的共識及認可。

在這裡讓我引用一篇二〇一九年五月刊載於《英國腸胃科學會期刊》（Gut）的回溯性文章內的文句：「雖然還沒有明確證實改善腸胃道的屏障功能，可以治療疾病。但我們在臨床上處理各種疾病，都必須察覺到屏障功能是否有異常（腸漏症）。未來，很多治療都會以治療腸漏作為基礎。」[9]

雖然腸漏症聽起來非常合情合理，臨床上也有不少研究觀察到這個現象，甚至證實用一些方法，例如生活習慣的調整以及營養去修補腸漏，可以改善某些指標或是症狀，醫學界迄今尚未針對腸漏症發展出普遍的共識，立場也偏保守。

可以肯定的是，有許多研究已經在探索腸漏症的存在，以及利用腸漏症作為一個治療的指標，去處理許多腸胃道以及其他器官的疾病。總之，腸胃道跟我們全身的健康息息相關，而腸漏症是每個想讓自己更健康的人，都該了解的新方向。

醫定要知道！

腸道，全身最大的免疫器官

我們都知道，腸道不只是一個運送食物跟消化食物的管腔，小腸管腔的上皮是由無數的腸絨毛構成，這些絨毛還會分支成微絨毛，它們只有一層細胞的厚度，而大腸管腔則集中了腸道大部分的免疫細胞。

把一個人的小腸絨毛全部展開有多大呢？以前專家會說有一個足球場大，不過後來有一群認真的解剖學家真的去量小腸絨毛以及大腸管腔的尺寸及密度，得出的結論大約是半個羽球場這麼大，其中三十平方公尺是小腸的，另外二平方公尺是大腸。總之還是很大。

PART 2

生活作息篇

好好睡覺、好好運動，你做對了嗎？

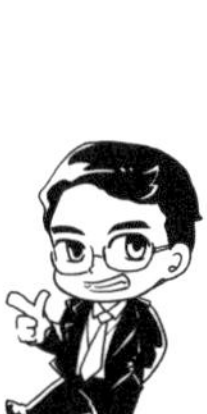

10 如果你只能做一件事來養生，那就睡個好覺吧！

比藥物還有效的安眠法

- 睡眠會讓我們的身體進入一種廣泛的同化狀態，我們的肌肉、骨骼會合成，免疫系統會重整旗鼓並且自我調整，神經系統也會開始修復。
- 如果剝奪或是限制一個人的睡眠，擔任身體免疫力第一線的自然殺手細胞會降低活動力，淋巴球的複製速度也會降低。

睡個好覺，不只讓你恢復精神而已

我們體內的生物時鐘會在每個夜晚讓我們入睡，這種日夜規律變換的清醒跟睡眠循環，廣泛存在絕大部分的動物身上，而且隨著演化沒什麼改變，幾乎所有的動物都需要睡眠。人在睡覺的時候，我們的意識程度（被喚醒的難易度）介於清醒跟昏迷之間，而且雖然表面上沒有反應，我們的身體跟大腦會在睡眠時歷經跟清醒時幾乎是反過來的生物過程。

首先，睡眠會讓我們的身體進入一種廣泛的同化狀態（anabolic state），我們的肌肉、骨骼會合成，免疫系統會重整旗鼓並且自我調整，神經系統也會開始修復。我們每天要花七至九個小時，甚至更長的時間來睡覺，雖然我們仍然對這段時間發生的事情了解有限，但近年來許多研究開始告訴我們關於睡眠的種種。

在此，將蒐集並整理人類近來對睡眠這件事的全新認識，並且讓你了解，睡個好覺除了讓你神清氣爽，身體究竟還發生了那些驚人的變化。

關於睡眠，我們不知道的還有很多

臺灣睡眠醫學會在二〇二〇年三月十三日世界睡眠日發布了一則新聞[1]，他們利用二〇一八年度的健保資料庫，統計出當年全臺醫師總共處方了九億顆安眠藥，意思就是每位國人平均吃了將近四十顆；更指出，有四百萬人曾有失眠這個診斷。之所以會需要吃到這麼多安眠藥，除了顯示失眠問題正深深困擾大約五分之一的國人，還間接告訴我們：安眠藥並不是真正有效的治療。

的確，睡覺並非失去知覺而已，而失眠，也不是吞一顆藥就可以解決的。以下讓我舉一些研究，讓你了解睡眠跟失眠其實比你想像還要複雜。

❶對長期記憶很重要

首先，我們的大腦會透過不同的神經傳導物質來讓大部分的腦細胞進入休息狀態，但有一小群特定的腦細胞會保持清醒，它們位在一個叫做海馬迴（hippocampus）的構造裡。睡眠時大腦發生的最重要事情之一，就是我們長期記憶的儲存。

長期記憶又可以再細分為「述說記憶」（家裡的地址、重要的紀念日、朋友的名字等等），以及「程序記憶」（跳舞的動作、做菜火候的掌握、樂器的演奏等等），這些記憶會在我們的海馬迴裡面複演，接著被儲存到我們的大腦新皮質（neocortex）。這個複演接著儲存的程序對於長期記憶的鞏固非常重要，就像是電腦一樣，資訊會先在記憶體（海馬迴）裡面暫存，接著被永久存放進硬碟（新皮質）裡。

加強長期記憶庫，你可以這麼做！

我們還可以做一些事情，來加強這個長期記憶被儲存的過程，讓我們記得更熟，其中一個，就是在睡眠中播放我們希望記住的事情。

一組瑞士心理學家以說德語的人為研究對象。首先，他們讓受試者學習荷蘭語，播放荷蘭語跟相應德語翻譯的一組組字彙。接著讓他們睡三小時，這期間大部分是非快速動眼睡眠，也是長期記憶儲存的主要期間，在這期間研究者繼續播放這些德語跟荷蘭語的字彙組給受試者聽。同時，他們讓另一組受試者保持清醒，但聆聽一樣的字彙組。結果發現，在睡眠中聆聽字彙組的人比清醒時聆聽的人記得更清楚[2]。

有趣的是，這種睡眠中給的提示（cueing）不見得一定要是記住的事情本身。一組德國研究者讓受試者觀看電腦螢幕上紙牌出現的位置，紙牌上有不同的物件。在他們觀看的同時，實驗者會讓他們聞特定的氣味，接著讓他們在入睡後繼續聞。結果發現，這種睡眠中繼續聞味道的做法會大大增強記憶力[3]。

下次當你學習一種新語言，或是練習一種新樂器，不妨試試看用氣味或聲音讓你的學習更有效率。

❷睡眠可以清除大腦廢棄物

丹麥神經科學家內德加（Maiken Nedergaard）在二〇一二年將大腦內的廢物清除系統命名為「神經膠淋巴系統」（glymphatic system）[4]。

這套系統猶如大腦內的污水處理廠，可以不斷清除腦細胞在代謝過程中產生的有毒蛋白質，而且在睡眠時會更有效率。而讓這座污水廠得以順利運作的主角，是腦中的「星狀細胞」（astrocytes）。

首先，腦中動脈的跳動會推動動脈周圍的腦脊髓液前進，這個圍繞著動脈的空間就是由星狀細胞構成的。然後，星狀細胞會運送腦脊髓液進入腦細胞間的空間，並「洗」掉腦細胞排放的廢棄物，接者再經由腦靜脈周圍的空間排出，最後回到血液循環裡。

根據估計，這套系統每天都可以清除掉七公克的腦中廢棄物，一年下來幾乎就是兩顆大腦重量的廢棄物了，是一套非常高效且快速的清除系統。

這套系統幾乎都是在睡眠時完成工作，原因是腦中的正腎上腺素（神經傳導物質）會在睡眠時減少，進而讓腦細胞暫停工作，並拉大細胞之間的空隙，允許腦脊髓液（清洗液）大量流過並且帶走廢物。

另外，根據一份二〇二〇年發表在《美國國家科學院院刊》的老鼠實驗指出，影響這些清除液流動的因素除了清醒跟睡眠節律，大腦的溫度跟血流可能也扮演了重要角色[5]。

醫定要知道！

當心睡不好，阿茲海默症跟著來！

許多神經退化疾病，例如阿茲海默症跟帕金森氏症，很可能都跟大腦內的廢物清除系統——神經膠淋巴系統的運作障礙有關。

由於這套清除系統的運作是由動脈的搏動來推動，隨著年紀而來的動脈硬化會降低腦脊髓液的清除作用，因而造成類澱粉（β-amyloid，或簡稱Aβ）等毒性蛋白質的沉澱，而睡眠恰好可以減慢甚至逆轉這個過程。

反過來說，阿茲海默症患者若合併睡眠障礙，無論是認知功能下降或是疾病惡化都會加速。

❸睡眠也修復你的身體

一般來說我們的大腦是最需要睡眠的，許多大腦修復的過程，包括上面提到的廢物清除系統，都要在人體睡著的時候才會發生。至於大腦以外的身體，雖然在平靜的清醒時刻也可以修復，但睡眠時這種恢復的效率還是最好的。

我們清醒的時候，身體會因為活動的關係產生許多的自由基，這些自由基會阻礙人體機能的修復。例如運動員若是被剝奪睡眠，運動表現會大大降低[6]；患有二型糖尿病的實驗鼠若是被剝奪睡眠，身上傷口的癒合會變慢[7]。另外，睡眠還會刺激人體分泌生長激素，這是人體重要的合成型荷爾蒙（anabolic hormone）[8]。

❹失眠傷腦也傷眼

睡得不好讓你頭昏腦脹且眼睛痠澀？你的感覺沒錯，因為研究證實了這點，睡不好的確很傷眼。一份二〇二〇年發表於《腦科學雜誌》（Brain Sciences）的研究比較了五十二位失眠病人跟另外四十五位健康者的眼睛，使用光學同調斷層掃描（簡稱OCT，可以提供眼睛的高解析度3D影像）測量後，發現失眠者的視網膜是萎縮變薄的，但反之視網膜外圍的脈絡膜是增厚的，這兩者都代表眼部的退化[9]。

除此之外，這些眼睛的變化還可以在其他的慢性疾病觀察到，曾經報告過的包括有帕金森氏病[10]、纖維肌痛症[11]、缺鐵性貧血[12]、思覺失調症[13]、重鬱症[14]，以及早期的青光眼[15]。從這些針對眼睛的觀察可知，睡不好，幾乎就是慢性病的代名詞。除了眼睛結構的異常，還有報告指出失眠者較容易出現下列的眼睛症狀，像是乾眼症[16]、視覺反應異常[17]、對於臉部表情的認知也會受損[18]。

因此，睡個好覺大概是保養眼睛最好的方法，比吃任何的營養品可能都有用。

❺讓免疫系統更健康

相信你一定曾有這樣的經驗，感冒了，然後好好睡個一覺症狀就好很多。沒錯，好的睡眠讓我們免疫力更好，是每個人都感覺得到的事情。

研究者曾經把實驗動物完全剝奪睡眠，發現這些動物會在幾天到幾周的時間死亡。然後，當他們進一步探究這些動物（主要是實驗鼠）的死因，發現雖然身體的結構跟生化指標並沒有多大改變，但會發現致命的細菌感染，而且實驗鼠在死亡前常常沒有發燒等感染的跡象，也暗示免疫力是極度下降的。

回顧數量繁多的研究，良好的睡眠會讓血中白血球總數量，以及跟發炎相關的中性球降低，並且使跟免疫反應直接相關的淋巴球（例如 CD4 跟 CD8 淋巴球）上升[19]。反之，如果剝奪或是限制一個人的睡眠，擔任身體免疫力第一線的自然殺手細胞會降低活動力，淋巴球的複製速度也會降低。

醫定要知道！

限制進食後，會睡得更好？

當我們被剝奪睡眠甚至整晚沒睡，我們會在隔天晚上增加一些睡眠來彌補，這是身體的自然反應，而且幾乎在所有的動物身上都觀察得到。

但一組來自佛羅里達大西洋大學的研究者利用果蠅做實驗[20]，發現果蠅如果是因為挨餓被剝奪睡眠，之後是不用靠增加睡眠來彌補的。他們進一步探究其中原因，發現這些限制進食後的果蠅，之後補眠的時候都會睡得比較深沉，因此就不需要增加睡覺時間。果蠅之所以可以表現出這種對失眠的「抵抗力」，是因為一種荷爾蒙，而它的結構類似胰島素，所以可以刺激胰島素受體進一步影響血糖代謝。

但注意這畢竟是果蠅身上的實驗，所以間歇性斷食究竟能不能讓我們少睡點，還需要更多的科學來驗證。

人類對睡眠的知識不斷在快速累積中，而睡眠的重要性相信你自己一定知道。下一個問題就是，我們該怎麼做才可以睡得更好呢？就讓我再用一篇文章來談這個問題吧。

11 為什麼醒過來就再也睡不著？

幾個技巧，助你一覺到天亮。

- 只要晚睡超過半個小時，就會讓入睡後的心跳速度變快，而且不但越晚睡越快，還會持續到隔天傍晚。
- 科學研究證實，使用具有重量的棉被來讓人感覺被擁抱，能夠降低壓力及焦慮感。

文明越進步，睡個好覺卻越難

二〇一九年五月十八日出刊的《英國經濟學人》雜誌刊登著這麼一篇饒富趣味又發人深省的文章，標題就讓我翻譯為「矽谷人的輾轉難眠」（Sleepless in Silicon Valley）[1]。這篇文章刻劃出一個高科技的場景，描寫這群矽谷的新創公司如何用科技形塑出一個未來人們睡覺的場景，下面讓我翻譯開頭的一段。

「下午四點，拉下室內的遮陽簾，吃晚餐，接著六點後不再進食。晚上八點戴上抗藍光眼鏡，並且把室內溫度調到十九．四℃，電毯則調到二十一℃。八點四十五分，冥想五至十分鐘，並且打開深波機（deep wave machine）。最後戴上你的睡眠追蹤戒指，差不多該睡了。」

這段描了矽谷高科技業人士的好眠例行事務（sleep hygiene routine），同時也刻劃出一個現代人生活的縮影，那就是阻礙現代人睡覺跟用來幫助睡覺的，似乎都有高科技的影子。我們脫離日出而作，日落而息已經非常久了，也讓這段文字讀起來格外諷刺，不是嗎？

這篇文章還指出，當前這些新穎的睡眠科技不見得能夠讓我們睡得更好，並且引用了哈佛醫學院及麻省總醫院在二〇一五年發表的研究結果[2]，表示所謂的睡眠追蹤裝置其實都極為不準確，它們產生的資料鮮有參考價值，不但無法指導我們該怎麼調整，還可能讓我們更睡不著，擔心今晚的數據會不會不好看。有人把這個現象稱為完美睡眠主義症（orthosomnia），指的就是這些因過度在乎睡眠數據產生的焦慮。

其實，就算沒了完美睡眠主義症，科技帶來的種種便利，正好讓我們睡得更不好嗎？首先，突飛猛進的醫療讓我們都可以活得很久，但年紀大恰好也就是睡眠障礙的重要原因。其次，電燈的發明讓人類一天的生活多出了好幾個小時，但智慧手機發出的藍光不也正刺激你的大腦讓你更難入睡。

當然，更不用說因為科技改善了我們的工作效率，這多出來的產能也使得我們的工作量不斷增加，似乎永無止盡。失眠，其實就是徹頭徹尾的文明病。我們都了解了優質的睡眠帶來的不少好處，那該如何做個聰明的現代人，睡個好覺呢？

做個聰明的現代人，睡個好覺

讓我們回到基本的生物學吧，其實想要睡個好覺，每天把自己的身體充滿電還是有辦法的，而且可能都比高科技還有效。在未來科技產品真正幫助我們解決睡眠問題之前，以下都是你必備的睡眠好知識。

❶睡得規律比睡得久還重要

我們每天都需要八小時的睡眠，雖然隨著年紀增加睡眠時間會稍微縮短，但專家認為老人家大約還是需要至少七小時的睡眠。充足睡眠的好處我們都了解，而且自己就感受得到，但你可別誤以為睡得多就比較好，睡眠過多跟過少一樣，都很傷健康。

一份二〇一八年發表於《美國醫學雜誌》的研究報告，統計了兩千多名年紀介於四十二及六十一歲之間的男性，發現那些睡超過十小時的人，比起睡眠低於八小時的人，多出了十九%的死亡率[3]。不只這樣，這些睡得久的人還比較容易死於冠心病及癌症，甚至猝死，比率都高出二〇至三〇%。

我覺得類似的研究結果應該可以適用於女性以及其他的年齡層，因此千萬別誤以為睡得久更可以回春。更重要的是，研究已經不斷驗證規律的睡眠真的超重要。

二〇一七年一份研究發現，上床時間不規律會影響大學生的認知能力[4]。此外，一份針對三百餘位，年齡介於四十八至五十八女性的研究顯示[5]，無論是經常太晚或太早上床都會讓一些代謝指標惡化，例如胰島素阻抗（HOMA-IR）跟身體質量指數（BMI），這個研究還發現這些上床時間的變動常常發生在週末。

近期美國的聖母大學更發表一份研究報告[6]，他們利用智能裝置紀錄了五百多位大學生的就寢跟睡眠時間，並且分析在這些參數對於他們入睡後生理數值的影響。分析結果發現，只要晚睡超過半個小時，就會讓入睡後的心跳速度變快，而且不但越晚睡越快，還會持續到隔天傍晚。由於心跳速度越快跟許多慢性病，尤其是心血管疾病相關，這樣的研究結果真的很值得我們深思。

所以，你還在趁著周末補眠，或者是因為隔天放假就當夜貓子嗎？趕快改掉這個習慣吧！

❷跟另一半（的味道）一起睡

長久一來，夫妻或伴侶之間到底該一起睡還是分開睡，出現了不少正反面的論點。其實除了某些特殊狀況，例如有一方非常會打呼、就寢時間不同、或是對於睡眠環境要求差別很大，我還是會建議你們睡在一起。

加拿大卑詩省大學的研究者[7]針對一五五名受測者，讓他們兩晚跟另一半穿過的衣服睡（墊在枕頭上），另外兩個晚上則用新的衣服。這四個晚上，研究者會測量一些參數來看睡得怎麼樣？結果發現：受測者在跟伴侶的衣服睡覺的那兩晚，會平均多出九分鐘的睡眠時間，而且睡眠效率還提高了。

有趣的是，在這大約六百個夜晚，受測者不見得知道當晚是否真的跟舊衣服或新衣服睡，可見味道在這裡面扮演著決定性的角色。這個研究另外還發現，特別是女性會在這種嗅覺帶來的安全感中受益更多！

❸讓有重量的棉被幫你入眠

近年來，歐美開始風行使用具有重量的棉被來讓人感覺被擁抱，進而降低壓力以及焦慮感。其實，科學研究也證實了這點。除了人盡皆知的擁抱跟被擁抱的好處，這類能夠為身體帶來壓迫力的物體，已證實能夠有效降低交感神經的活性，並且同時提升副交感神經的活動。

當人體的副交感神經系統活躍時，瞳孔會縮小、心跳血壓會降低、腸胃道的血流會增加並開始運作、並且讓人體進入放鬆的狀態，對於優質的睡眠來講非常重要。所以，非常值得一試[8]！

❹習慣睡前小酌？趕快戒掉它！

睡前小小來一杯紅酒，多麼的怡情養性又養生啊！但是，請你在養成這個習慣前看看這一段。

的確，酒精在睡眠的前半段的確是可以幫助人入睡，並且改善睡眠深度以及非快速動眼睡眠（NREM）的品質。動物研究發現，酒精可以阻止腺苷（adenosine）在腦部的再吸收，增加腺苷在前腦的濃度，進而抑制了讓人清醒的腦細胞活動[9]。問題在於，到了下半夜，你喝下的酒精會開始讓你出現一些酒精戒斷的症狀，例如噁心、嘔吐、心跳加快、盜汗、血壓上升、燥熱、煩躁不安跟發抖，進而會干擾睡眠。

此外，酒精還會破壞睡眠的節律[9]、惡化打呼以及呼吸中止症[10]、干擾褪黑激素生成[11]，並且抑制睡眠中的生長激素分泌[12]。所以，為了保持優質的睡眠，睡前務必戒掉它喔！

❺聰明的睡個午覺

研究證實短於三十分鐘的午覺，可以讓人在下午時間保持清醒，並且增進工作表現以及學習能力[13]。但是午睡如果多過半小時反而會帶來一些健康上的危害以及死亡率，尤其是老年人。

一項二〇一一年愛爾蘭團隊的研究，讓受試者午睡九十分鐘，接著分析他們的工作表現；發現他們處理較複雜任務的能力會下降，而且如果希望讓他們工作表現恢復正常，必須讓他們進行約半小時的認知訓練，才可以恢復到跟沒睡午覺的人一樣的水準[14]。除了不要睡太久，許多研究還發現規律定時的午覺其實不錯，不但可以增加白天的工作效率，而且不會干擾到晚上的睡眠。所以，聰明的睡個午覺，可以大大提升你的生產力！

❻睡前避開藍光，確保褪黑激素分泌

現在的科技產品之所以偏好藍光（波長介於四百至五百奈米的可見光），據說是電影「銀翼殺手」帶起的風潮。在這部科幻片祖師爺級別的作品於一九八二年上映前，我們其實不像現在被藍光包圍著。

人眼最能夠適應的顏色是橙紅色，波長大約六百奈米。對於安全有高度要求的交通工具，例如飛機以及潛艦，控制面板都必須使用橙紅色光。自用汽車大量使用橙紅色光的大概只剩BMW了，原因可能跟BMW是從航空器以及軍用車起家有關。

但由於藍光能夠帶來足夠的科技感，所以漸漸流行起來。到了今天，我們身旁的螢幕、行動裝置、LED燈，都在太陽（地球上目前最大的藍光來源）下山後持續釋放藍光，暗示我們的大腦現在仍是白天。藍光對睡眠節律的干擾及危害是所有色光中最嚴重的，會抑制褪黑激素（**melatonin**）分泌。

曾有研究者讓大學生在半夜打電動，發現他們唾液中的褪黑激素會顯著降低，而且濃度會隨著藍光強度越高降得越低[15]。所以，在目前尚缺乏真正有效且普及的防藍光眼鏡時，關掉手機可能是你最好的選擇。

12 別讓靈魂之窗太早關上

幾件小事，保養你的眼睛。

- 當你在搜尋腦中的記憶時，轉動眼球會加快事情被記起來的速度。可見，眼睛不但是視覺器官，還是個很強大的心理學工具呢！
- 「電腦視覺症候群」會因為眼部肌肉的緊繃，連帶引起頭痛、頸部僵硬、視力模糊、乾眼、頭暈、注意力不集中以及疲勞等症狀。

眼睛非常精密，超乎你的想像

眼睛是我們的靈魂之窗，是身上精密度僅次於腦部的複雜器官。我們的眼睛不但擁有身上收縮最快速的肌肉（用來眨眼），還具有身上最複雜的辨識系統（眼睛的虹膜大約有二百五十種紋路，而指紋只有約四十至五十種）。

眼珠的顏色，一直以來就是人類審美系統裡一個重要的標準之一。考古學的證據告訴我們，有藍色眼珠的人一直到一萬年前才出現在中亞的黑海，之前的兩百萬年我們的眼珠一直是黑褐色的。此外，嬰兒出生時眼球的大小幾乎就跟成人一樣了。

我們眼睛底部的視網膜（retina）由超過一億個感光細胞構成，這些感光細胞分為感知微弱光線的「桿狀細胞」（rods；占了絕大部分），以及感知色彩的「椎狀細胞」（cones）。

「椎狀細胞」依感知的顏色可以分為三種，分別感受紅、藍、綠三種基本顏色，並且組合成大約一千萬種顏色。有些蝴蝶跟鳥類擁有五種椎狀細胞，能夠分辨的色調高達一百億種。我們的眼睛可以聚焦並注視物體，但必要時眼睛也可以快速的轉移聚焦的物體，我們在閱讀時眼睛的聚焦每秒可以變化高達五十次。我們在走路時，眼睛會出現微小的震動以維持視線的穩定。

除了視覺這個基本的功能外，眼睛還可以藉由光的調節而調控其他的生理反應，例如褪黑激素的分泌。眼睛還是我們學習最主要的工具。我們的學習方式主要有四大類型：視覺型、聽覺型、觸覺型、以及動覺型，其中高達八成就是靠視覺學到的。視覺是最強大有效率的溝通工具，我們做簡報時都了解一件事：「文字不如表格，表格不如圖形。」就是這個道理。

眼睛因為跟大腦緊密相連，許多腦內的訊息都會透過眼神傳遞出來，例如感情、決策，甚至想法。當你在搜尋腦中的記憶時，轉動眼球會加快事情被記起來的速度。可見，眼睛不但是視覺器官，還是個很強大的心理學工具呢！所以，你在保養自己身體時，千萬不能忘了靈魂之窗！

保養眼睛，你能做的其實有很多

隨著我們壽命越來越長，老化帶來的眼睛問題就越來越多，對我們的生活品質有很深遠的影響。

因為年齡增加的眼睛疾病很多，常見的有老花眼、飛蚊症、乾眼症、白內障、青光眼、老年黃斑部病變、糖尿病視網膜病變、視網膜剝離，以及角膜、結膜、眼瞼等等部位的病變。

眼睛複雜到需要一個專科專門負責，而且眼科之下還包括視網膜科、角膜科、屈光科、眼整形科、視神經科、斜弱視科這些次專科，專業分工相當的精細。除了了解自己的眼科問題並且聰明就醫之外，其實我們平常還可以做許多事情來保養我們的眼睛。讓我一一為你介紹。

❶：二〇—二〇—二〇法則

這個法則的意思是，我們每注視著螢幕或文件長達二十分鐘，就要把視線轉移到二十英呎（大約六公尺）以外的事物約二十秒。在我們近距離盯住電腦螢幕時，眼睛的許多肌肉會收縮讓我們聚焦在螢幕上的內容。因為長時間且持續的肌肉收縮會造成肌肉疲勞，這種跟使用電腦、手機等數位產品有關的眼睛症狀稱為電腦視覺症候群（computer vision syndrome）[1]。

「電腦視覺症候群」會因為眼部肌肉的緊繃，連帶引起頭痛、頸部僵硬、視力模糊、乾眼、頭暈、注意力不集中以及疲勞等等症狀。

二〇—二〇—二〇法則的目的，就是要我們定時放鬆眼部的肌肉（我們看遠處時眼部肌肉是放鬆的），以預防或緩解這些症狀。

❷維持理想體重

過重或是肥胖，會增加糖尿病以及其他代謝疾病的風險。例如，糖尿病會引起小血管接著大血管的病變，其中糖尿病小血管病變的重要併發症就是視網膜病變[2]。

在初期的糖尿病視網膜病變，視網膜的小血管會因為內徑變窄導致血流受阻，使得部分的血管擴大。到了進展期，血管會完全塞住，新的血管會長出來以彌補血流不足，最後再因為視網膜神經以及黃斑部的病變，使得視力逐漸惡化，最後導致失明。

除了糖尿病，高血壓跟高血脂因為也會破壞血管[3][4]，同樣是糖尿病視網膜病變的風險因子，而高血壓及高血脂恰好也是肥胖所導致的。在臺灣，十八歲以上公民的糖尿病盛行率已經超過一〇%，其中視網膜病變高達三〇%以上[5]。

一份發表於《英國眼科期刊》的研究發現[6]，就算沒有罹患糖尿病，超過三%的肥胖者還是可以檢查出視網膜病變。所以控制體重好處多多，千萬別讓口腹之慾害了你的眼睛！

❸均衡的營養

眼睛是身體最容易受到自由基傷害的器官之一，加上眼睛隨時在接受大量的可見光跟紫外線，同時也是一個氧氣消耗量很大的器官，自由基的傷害幾乎是所有眼疾的共同原因，包括白內障、青光眼，以及老年黃斑部病變。

我國中老年人最常見的眼科疾病雖然是老花眼，但老花眼並不會造成嚴重的視力受損。根據國健署的資料，造成六十五歲以上中老年人視力嚴重受損的眼科疾病依序是白內障、老年黃斑部病變、青光眼，以及角膜疾病[7]。在英國，老年黃斑部病變甚至占了老年人視力喪失總數的一半，而且也是歐洲老年人口視力喪失最重要的原因[8]。

黃斑（macula）位在視網膜的中央，由兩層以上高密度的錐狀細胞構成，負責視野中央的高解析度視力。老年人的黃斑會因為基因、抽菸、長年接觸陽光等等的影響進而變薄或者是血管增生，導致中心視力受損，甚至失明。

因此，除了充分的運動、充足的營養、優質的睡眠，適當使用太陽眼鏡保護眼睛是很必要的。

至於營養補充品，目前的研究認為抗氧化物雖無法阻止老年黃斑部病變的發生，但可以阻止已發生病變的病情惡化[9]，營養素例如維生素C、E、鋅、銅、β-胡蘿蔔素（吸菸者不可大量服用）都可以延緩黃斑部的惡化。

白內障起因於水晶體中蛋白質的變性，導致水晶體混濁，因而影響視力，是中老年國人視力受損的頭號原因。相較於老年黃斑部病變，白內障的失明風險較低，而且治療較有效（例如水晶體置換）。白內障同樣起因於水晶體內自由基的傷害，因此飲食中的抗氧化物是很重要的，研究也發現富含維生素C、E、葉黃素、玉米黃素的飲食可以降低白內障發生的機會[10]。

但如果生活忙碌經常需要外食，必須依靠營養補充品，短期的補充效果不明顯。一個稱為AREDS的研究顯示[11]，使用營養補充品必須要超過十年才能觀察到顯著的效果，因此直接從天然食物攝取營養才是護眼最佳策略喔！

❹戴上太陽眼鏡

在乎穿著的你看到這個有沒有眼睛一亮呢？沒錯，戴上太陽眼鏡不但能讓你的穿著畫龍點睛，在戶外更有型，還是保護眼睛的重要方法。太陽是地球上最大的光源，其中含有大量傷害性很高的藍光跟紫外線，因此用太陽眼鏡來阻絕這些有害的可見光跟不可見光是保養眼睛的重要方法。

選購太陽眼鏡有幾個重點：首先，盡量不要選擇太暗的鏡片，太暗的鏡片不但有安全顧慮，讓你無法察覺危險，還會阻隔太多可見光，導致瞳孔放大，反而接受了過量的紫外線。

接著，選擇有UV400標誌的鏡片，可以保證鏡片能夠濾掉九十九％以上的紫外線。UV400指的是能濾掉所有波長400nm以下的紫外線。最後，鏡片面積越大越好，這樣才能確保周圍來的光源也被阻擋掉。

❺別讓眼睛受傷了！

這句話看似老生常談，但相信你一定同意。這裡說的受傷指的是任何物理性跟化學性的傷害。

我在急診室曾經遇過的案例有：被自己的狗抓傷、被棒球壘球砸到、被昆蟲毒液噴到、被噴飛的鐵屑刺傷、廚師被熱油噴到、車禍被擋風玻璃的碎片刺到……等等。以上都是我個人的親身經驗，希望可以提醒你當心自己的眼部安全，隨時警覺潛在的威脅，並且在必要時戴上護目鏡。

13 緊張，其實很要命！

簡單幾件事，讓你真正的放鬆。

- 壓力反應是所有物種與生俱來的本能，萬一缺乏了這種原始反應，將會危及到我們的生存。但就是因為壓力反應非常頑強，導致不斷產生的身心反應累積，壓垮自己。
- 試著記錄下關於壓力源的更多細節，包括人、事、時、地，以及你對這件事的反應，包括壓力程度、身體症狀、你的處理方式，下次發生時能怎麼改善，或者乾脆就是避開。

壓力並非源自外在，而是內在反應

我們的身體會透過神經以及內分泌系統去對外在的事物產生反應，當這些外在的事物具有挑戰性或威脅性，產生的反應稱為壓力反應（stress），相對的這些外在事物就稱為壓力源（stressor）。一般人所謂壓力，指的通常是壓力反應而非壓力源。

舉個例子說明，現在有朋友跟你說：「我最近壓力好大，但我搞不清楚是哪件事造成的。」指的就是這個現象。

所以，認清什麼是壓力源，什麼是壓力反應，是每個人對壓力該有的第一個認知。壓力源指的是生活或職場中會遇到的，具有挑戰性（例如老闆交辦你一個稍困難的任務）或潛在威脅性（例如今天收到一封公司發給全員工的信表明會有裁員的動作）的事物。

進一步分類的話，壓力源可以分為絕對或相對壓力源。絕對壓力源指的是那些顯而易見的威脅，例如天災或是暴力；相對壓力源則比較複雜，這一類的壓力源會因為個人對其不同的解讀而造成不同的反應。

假設老闆同時交辦了兩件難度類似的任務給甲乙兩人，這件任務對兩人來說都稍稍超過他們的能力，現在甲把這當作挑戰自己的學習機會，辛苦卻成功地完成了；而乙則不同，他懷疑這是老闆在刁難他，並且為開除他做準備，導致身心俱疲。

在我們的生活中，絕對壓力源相對比較少見，多的是上述的相對壓力源。我們生活在文明建構起來的安全環境，但生活中照樣充斥著各種重複出現並且延續的壓力源，這讓慢性壓力成為了不可忽視的健康殺手。

難解的慢性壓力

這裡的壓力，指的是上面提到的壓力反應。當身體感受到壓力源的存在，會啟動兩條防線去應對。第一道防線稱為「交感腎上腺髓質軸」（sympathetic-adrenal-medullary axis），簡稱SAM，指的是由自主神經系統（包括交感跟副交感神經）的交感神經驅動直至產生腎上腺素跟正腎上腺素的一道路徑。

SAM的特色是能夠快速反應，並且在短時間提高血壓，以及氧氣和葡萄糖的利用率，同時我們的專注力跟記憶力也會提高，腦袋變得清晰，並且能夠快速的判斷並作決定。

第二條防線稱為「下視丘腦下垂體腎上腺軸」（hypothalamic-pituitary-adrenal axis），簡稱HPA，指的是受到SAM刺激而啟動的第二條防線，由下視丘的荷爾蒙開始逐步刺激到腎上腺的皮質分泌糖皮質素（glucocorticoids）。體內最重要的糖皮質素，包括可體松（cortisone）跟皮質醇（cortisol），可以調節醣類（醣質新生）、蛋白質（減少合成）跟脂肪（增加分解）的代謝，也可以抗發炎（抑制免疫），並且抑制細胞的凋亡（apoptosis）。

在SAM以及HPA的共同作用下，細胞的粒線體會產生更多能量來驅動幾個用來應對壓力源的系統，包括心血管系統、免疫系統、神經內分泌系統、代謝系統，以確保生物體的生存。

但長期來說，若壓力源持續存在或是反覆出現，這樣的刺激會因為粒線體持續產生能量所累積的自由基，而開始對生物體產生不良的影響。

這些不良影響，包括：胰島素阻抗、內臟脂肪堆積、高血壓、代謝症候群、免疫力失調、高密度脂蛋白降低、脫氫異雄固酮（DHEA，是對人體有保護性的荷爾蒙，由腎上腺皮質、性腺，以及大腦分泌，後續會轉變為性荷爾蒙）降低等等。

瑞典一項長達二十一年的追蹤研究[1]發現，男性在慢性壓力之下，因中風而死亡的機會是無壓力者的兩倍。另一項荷蘭的研究發現[2]生活中的壓力源越多，承受壓力者的死亡率會隨著這些壓力源的數目不斷升高，若壓力源的數目在四個以上，早死的風險會增加達四四％。可見，慢性壓力對健康的影響是何等巨大。

面對壓力，請你這麼做

壓力反應是地球上所有物種與生俱來的本能，它對物種的延續非常重要，也非常的頑強。畢竟，我們身上萬一缺乏了這種原始反應，將會危及到我們的生存。

但反過來說，就是因為壓力反應這麼頑強，我們對存在身邊的大小事物會不斷地產生不恰當的反應，並且不斷累積，最終壓垮自己。壓力反應有個特性，它的建立只需要很短的時間就會到高峰，但要從高峰回來卻要花上更長的時間。

想像一下你家的客廳，客廳裡有多盞電燈，但這些電燈只能開不能關，到時客廳只會被你搞得越來越亮。我們的壓力反應其實就像這樣。不過，想要讓客廳暗回去是有方法的，在家裡我們可以關掉總開關，那面對慢性壓力，你的總開關在哪裡呢？除了充分睡眠、好好運動、均衡飲食（都對抗壓很有幫助），我們還能做些什麼？

❶奪回主控權

有沒有過這種經驗，你待在一個空間裡，可能是住家或辦公室，而隔壁正在裝修鑿牆，電鑽不時發出一陣一陣惱人的鑽孔聲，你無法預測何時會出現，搞得你連最簡單的事情都無法處理，甚至心浮氣躁，血壓升高。這時假設換種噪音，它是連續性的，可能是馬路上的車水馬龍，可能是開放型辦公室同事們的交談聲，你反而比較能靜下心來，甚至忽略掉這些聲響。

這兩種噪音最大的差異，在於前者無法預測，而後者可以。能夠預測的東西會為我們帶來主控感（sense of control），並且減輕壓力反應。

哈佛大學的艾倫藍格教授（Ellen Langer）曾在一九七〇年代做了一個著名的心理學實驗[3]，她給予養護中心的老年人一些選擇的權力（例如收看的電視節目），並且引導他們負責照顧中心裡的植物。結果發現，這種主控感跟責任感對這群老年人健康很有助益，他們不但身體功能更好，壽命也更長。

下次當你面對似乎是無解、難以預測的壓力源，不妨試著拿出紙筆來，寫下所有可能的結果，以及可能的解決方案。這個方法可以讓你感覺到主控權，降低心中的不安感，並且減輕慢性壓力帶來的負面反應。

❷學會說「不」

一九九〇年代，洛克斐勒大學的神經內分泌學家麥克尤恩（Bruce McEwen）提出了「身體調適負荷」（allostatic load）這個概念[4]，指的是身體因長期暴露在外在壓力源所積累的生理性負荷。

前面說過，我們接觸到的大多是相對壓力源，它們雖然不會立即構成威脅，但卻會帶來程度不等的不確定感。我們身體的自然反應是為感受到的不確定感做準備，讓身心狀態提早備戰，以迎接可能發生的最壞情況。

如前例，被指派工作的乙心想：「老闆指派任務給我是不是想開除我？」所以心理的小劇場開始演練被開除之後的應對方法。「我該開始投履歷了？」「我該主動離職還是被動的等開除？」「萬一短期找不到工作怎麼辦？」「房貸車貸該怎麼繳呢？」結果是，他都還沒著手思考這個任務的細節，身心狀態就被這些想法壓垮了。

所以，不管在生活或職場，千萬不要當個爛好人。適當且委婉的說「不」，可以讓你聚焦在真正重要的事情，身心狀態常保健康。

❸冥想，其實不難

我們的大腦為了應對壓力源帶來的可能後果，會命令身心狀態處在備戰狀態，造成調適負荷。簡單講，大腦天生就是設計來思考未來的，這種傾向讓我們承受過多壓力，並且影響健康。

冥想（meditation）的根本道理就是把我們拉回到現在的時刻，藉由我們的感官去覺察當下，避免思緒又跑到未來或是過去。我在這裡分享一個很適合忙碌人的冥想法，稱為引導式冥想（guided meditation）[5]。你可以找一位引導者，或者僅僅播放語音，讓引導者或語音帶著你去覺察周遭，調整呼吸，並且專注在當下。

引導在這裡的好處，除了直接給你有效的冥想技巧，聆聽引導本身就可以讓我們處在當下，每天只需要花個五分鐘練習，對於我們的心智跟健康都很有幫助。現在有許多幫助你冥想的手機APP，不妨選一個適合你的，從今天就開始練習吧。

❹學著寫「壓力日記」

相對壓力源會在不同人身上造成程度不等的壓力反應，跟我們每個人看待壓力源的方式不同有關。當壓力源在所難免，可以試著記錄下關於這個壓力源的更多細節，包括人、事、時、地，以及你對這件事的反應，包括壓力程度、身體症狀、你的處理方式，下次發生時能怎麼改善，或者乾脆就是避開。

如此一來，你將能夠在經歷了一場風波之後，更沉著的處理未來的壓力事件。

最後，我提供一個有用的連結，你可以在這裡下載壓力日記的範本。

壓力日記

14 現代人的注意力危機
教你如何讓手機變成健康好朋友。

- 光只是上去社群網站看其他人的動態而不發文（俗稱「潛水」），要歸為非社會化，這麼做對心理健康是沒有幫助的。
- 最好的休息不是放空腦袋，而是平衡你的大腦活動。今天開始，不妨刪掉那些漫無目的的手機小遊戲，考慮一下益智類的ＡＰＰ。

數位時代的約會模式：四人約會

一對情侶或夫妻正在餐廳用餐，他們的交談不時被擺在餐桌上的手機打斷（有時候是注意力全在自己手機上）。為了禮貌，兩人會在就坐後趕緊拿起手機，確定在途中並沒有錯過重要的電話或訊息，事情大致處理完後，收起手機（或者是大剌剌的擺在餐桌上），讓注意力重新回到眼前的人，然後心裡很清楚另一人隨時可能再被手機打斷。

上述這個場景你應該不陌生，有人把這個狀況稱為「數位時代的四人約會」（兩個人加上兩支手機），是不是非常貼切呢？這是個資訊爆炸的時代，注意力變成了一種相當稀缺的資源。曾幾何時，手邊任何有螢幕的東西都可以代替傳統的電視，真正的兩人約會（沒帶手機或是關機）幾乎已經不存在，電視節目的收視率突破一%就是相當好了。

行動裝置跟網路讓資訊容易取得，帶給我們不少便利，但負面的影響也不少。一份倫敦大學的研究[1]顯示，手機上癮程度越高者，每個禮拜浪費掉的工作時間，以及個人生產力的喪失都越多。另一項韓國研究[2]則發現，越愛玩手機的人，運動時間越短。

此外，當你在下班後使用太久的手機來處理公事，隔天的職場表現會受到不良的影響，且若前一晚又睡得不好，隔天在職場上的自制能力會損壞得更嚴重[3]。

一九八〇年代開始，學術界開始將上述現象稱為科技壓力症（technostress）[4]，指的是人類因為快速進步的科技，適應不過來，一時無法用健康的方式來利用這些新科技。一般來說，對科技比較熟練的人，這種壓力感會比較輕微。現在，就帶你了解幾個醫學界跟科技界的重要發現，讓你了解並充分利用手機這類行動裝置，為自己的健康大加分。

善用行動裝置，為你的健康大加分

❶盡可能將手機用於社會化用途

所謂的社會化用途，是指利用手機在網路上跟其他人互動，例如在 Facebook、Instagram、微博、Twitter 上面，跟他人真實的互動，或者是收發電子郵件。而非社會化用途則是使用手機做一些不涉及跟他人互動的事，例如閱讀電子書、瀏覽網頁、玩遊戲、看影片。

美國約翰霍普金斯大學的研究[5]發現，那些焦慮跟憂鬱症狀比較嚴重的手機使用者，往往都花比較多的時間在非社會化用途上。所以，分清楚手機的社會化跟非社會化用途，並有意識的將時間分配給前者，非常重要。

最後提醒一下，光只是上去社群網站看其他人的動態而不發文（俗稱「潛水」），要歸為非社會化，對心理健康是沒有幫助的。

❷讓手機鍛鍊你的大腦

注意力停留在手邊的工作有點久，大腦開始疲乏了嗎？這時你可以選擇一些需要思考跟專注力的手機小遊戲，試著活動一下大腦的其他區域。

最好的休息不是放空腦袋，而是平衡你的大腦活動。今天開始，不妨刪掉那些漫無目的的手機小遊戲，考慮一下益智類的APP。以下這個連結提供一些不錯的參考，你試著搜尋「鍛鍊大腦的手機遊戲」應該也可以找到許多不錯的APP。

動腦遊戲

❸讓手機跟穿戴裝置追蹤你的健康

適度的使用手機跟行動裝置的資料蒐集功能來追蹤運動、飲食、周遭環境，以及健康指標，不但可以幫助個人更了解自己，還可以運用資料來精確了解環境跟行為是如何影響健康。

舉例來說，如果你希望每天都可以走上七千五百步甚至是一萬步，現在手機跟穿戴裝置都可以輕易做到。在這個稱為行動健康（mobile health; mHealth）的新興產業裡，應用持續推陳出新，目前幾個主要的應用領域包括孕期、減重，以及糖尿病等慢性病。

幾個市占率較高的特定應用包括Fitbit、Apple Health、GoogleFit、Samsung Health。它們除了計步，還可以監測睡眠、計算噪音，以及紫外線暴露量、評估運動效果、計算飲食卡洛里等等。重點是，一定要選擇適合你的，千萬不要得到類似完美睡眠主義症這樣的症頭。

❹讓手機提醒你動起來

我們都知道久坐是慢性病的重要原因[6]，也都很清楚該是站起來動一動了，但常常這件簡單的事情就是做不到。這時候，手機或智慧手錶的提醒功能就可以派上用場了。一份美國奧克拉荷馬大學的研究[7]顯示，若利用手機來提醒坐太久，如果人們可以因此增加約二十五分鐘的每日活動時間，等於一個禮拜就少了近三個小時的久坐時間，其實相當可觀。

❺讓手機引導你冥想

這聽起來是不是很衝突，手機竟然可以幫助你冥想!?當然，這裡的先決條件是你真的有冥想的意圖。我們如果可以讓大腦處在每個當下，就有辦法把身心狀態調整在最佳狀態。不要懷疑，手機會是你最佳且長伴身旁的引導式冥想導師。今天就下載一個適合你的APP，你會發現冥想其實不太難。

此外，許多職場會採用開放式空間的設計，我們許多時候也需要「獨處」在人聲吵雜的公共場所，這時戴上你的耳機，讓這些冥想APP幫助你專注，對工作效率絕對有很大幫助。

❻緊急情況下，用手機叫救護車

英國格拉斯歌大學曾分析了超過三十五萬份的救護車報案記錄，發現[8]那些用手機報案的案件，比起使用桌上電話，會有比較好的結果，像是到院後必須住院的風險下降十八％，患者當場死亡的風險則下降二三％。

其實不只是叫救護車，國外不時有被行動裝置救了一命的案例。例如，幾年前國內報紙曾經報導過，一位美國人被蘋果手錶偵測到心律不整，緊急送醫後才發現是嚴重的冠狀動脈阻塞[9]。

15 可愛的強大療癒力

想多活幾年？養隻毛小孩吧！

- 人類會養寵物，背後有深層的心理機制在運作，而且更好的是養寵物還能讓你延年益壽，並且活得更好，是一件非常值得去做的事情。
- 多巴胺是腦內引起愉悅感的一個重要傳導物質。可愛的動物有如一把鑰匙，會去打開這個開關。

毛小孩魅力席捲全球

不知你有沒有注意到，不管有沒有養寵物，你的生活周遭早就充斥著各式各樣跟寵物相關的資訊。

一打開臉書，推播功能就開始跟你推薦貓貓狗狗甚至其他寵物的社團，台灣從南到北，不時會有寵物展，「剷屎官」（指貓狗的主人）們在他們寵物身上花的錢，搞不好比在自己身上還要多呢！

科技雖然讓我們的生活更方便，但也讓人們更加疏離。這分由「寂寞」所引發的需求，早就在全球遍地開花了。我國財政部曾經做過統計[1]，二〇一八年寵物相關產業的總銷售額達到了二六五．八億，比起十年前二〇〇八年成長了七二％。寵物相關產業以周邊商品占最大宗，高達八成，可見主人們都相當熱衷於把自己寵物打扮得乾乾淨淨又可愛。

另外，相關產業成長最快速的是寵物旅館等寵物照顧業，在十年間成長了五倍。現代的毛小孩真的就像是人類小孩一樣備受呵護。人類為什麼這麼喜歡養寵物呢？科學家多年來給過不少答案。其中一個最普遍的解釋，是提到寵物的體型、聲音、以及行為很類似人類的小孩，因此引發了人們的父愛或母性。

但有趣的是，近年來一些新發表的研究並不認同這一點。人類會養寵物，背後其實有更深層的心理機制在運作，而且更好的是，養寵物還能讓你延年益壽，並且活得更好，是一件非常值得去做的事情。

寵物會讓你的身心健康大加分

這裡我綜合了心理學、社會學、還有醫學上的幾個研究發現，跟你說說養寵物如何讓你更健康。

❶引發人類大腦的獎賞機制

這一點正好可以呼應我剛剛提到的，養寵物不僅僅是一種「養育小孩」的天性使然，由於借助現代的功能性腦部掃描，腦科學家終於有辦法揭開「可愛背後強大的心理力量」。二〇〇九年一組來自費城的研究者發表他們的研究[2]在《美國國家科學院院刊》。他們以育齡但還未生育的一群婦女為研究對象，在給他們看可愛嬰兒照片的同時，為他們做功能性的腦部核磁共振掃描。

結果發現這群婦女腦部一個叫做伏隔核（nucleus accumbens）的區域出現了高度的活動。而且，當研究者對照片做了手腳，把小嬰兒的臉部調整得越來越可愛（臉型更圓、額頭變高、眼睛變大、口鼻變小並且比較紅潤），伏隔核的活動會跟著增加。

伏隔核這個區域主控人類跟獎賞有關的行為，例如主動照顧陌生的落單小孩，而這跟是否直接養育小孩是沒有直接相關的。所以，當我們在路上看到可愛的狗狗，總會禁不住去摸摸他們的頭或是給他們一些獎賞。其實就是可愛在激發這類的獎賞行為。

當我們的大腦受到可愛的事物吸引，會去刺激腦中一群釋放多巴胺的神經細胞（稱為獎賞系統；reward system），這群細胞釋放的多巴胺會依序去刺激大腦其他區域，放出更多多巴胺，形成一個正向循環。

這個正向循環一旦被開啟，人們會傾向對他人作無條件的獎賞，緊接著，對方的正面回應也很可能會讓這個刺激持續下去。多巴胺是腦內引起愉悅感的一個重要傳導物質。可愛的動物有如一把鑰匙，會去打開這個開關。

❷改善老年人的心理健康

一群紐西蘭跟澳洲的專家於二〇一九年發表的研究結果指出[3]，六十五歲以上的寵物飼主們，會發展出如下的正向心理狀態跟素質：舒適感、安全感、社交以及社會化增加、結構化且有目的感的日常作息，以及對於自身角色的認同。

我覺得其中的目的感（purposefulness）尤其重要，因為已經有太多的研究指出，目的感跟壽命其實有正向的關係。目的感會為生活帶來一種方向感，也讓我們更有能力面對一些困難的情境，包括疾病、老化、嚴重外傷，甚至戰爭[4]。所以，如果你是退休在家，或者是上了一定的年紀，趕快去養隻寵物吧！

❸養狗更有益心血管健康

這是一份在歐洲進行的研究[5]，發表在二〇一九年的《梅約診所學報》，研究收錄了約一千八百名成人，並且發現養寵物的人相較於沒有寵物的人，運動比較多、飲食比較健康、血糖值也比較正常。有點詭異的是，養寵物的人比較常吸菸，但我們如果去把養寵物的人進一步分為養狗跟不是養狗兩群，會發現養狗人士運動更多、飲食更健康，而且前面提到的抽菸增加的現象也不存在了。

事實上，早在二〇一三年，美國心臟醫學會就發表了聲明[6]指出，養狗能夠顯著降低心血管的風險，而且效果可能還好過某些藥物。例如，某些因心理壓力引起的高血壓，用一類叫做血管張力素轉化酶抑制劑的高血壓藥效果並不好，但病人若是養了貓或狗，血壓就會顯著下降[7]。

可見，養寵物（尤其是養狗）對你的心血管健康非常好。但是記得，不要把出外遛狗當作出去吸菸的藉口喔。

❹養狗還讓你睡得更安穩

一份由倫敦大學於二〇一八年發表的結果[8]，研究對象是六千多位年紀介於五十九到七十九歲的成年人。結果發現，有養寵物的人相較於沒有寵物的人，運動量比較大，其中養狗的人比起養其他寵物的人，不但運動量更進一步的增加，睡眠品質比較好，跟鄰居的關係也會比較好。

我也養狗，所以對於上面兩個研究結果並不會感到意外。在這裡要提醒各位朋友的是，養狗前一定要確定，自己可以空出足夠的時間來跟狗狗一起運動，才可以得到上述的好處，否則會適得其反，影響自己跟狗狗的健康。

❺養狗更能夠降低老年人衰弱風險

研究者[9]於二〇一六年收錄了七千多名健康的日本中老年人，並且在二〇一八年追蹤他們的健康狀況。結果發現，無論是養狗或養貓，統合起來總共可以降低十三至十六%的體能衰弱風險。如果我們進一步比較養狗跟養貓，會發現養狗帶來的衰弱風險降低，會高過養貓的。同樣的，這個結果還是可能跟養狗者有比較大的戶外活動跟運動量有關。

養貓同樣可以為老年人帶來心理上的慰藉，但若是為了提高運動量並藉以保持身體的活力，養狗似乎是更佳的選擇。

❻養狗可以延長壽命

關於養狗是否可以降低死亡率這個問題，過去的研究莫衷一是，因此美國心臟醫學會於二〇一九年底做了一個統合分析[10]並且發表在著名的《循環》（Circulation）醫學雜誌。這個研究綜合了十個研究，總計研究對象將近四百萬人，結果發現養狗比起沒有養狗，共可以降低二四％的全因死亡率（All-cause mortality）。

若我們只統計曾發生過冠狀動脈心臟病的人，死亡率的降低竟可以高達六五％。可見養狗大部分的好處，應該是來自心血管風險的降低，因此非常適合患有三高，甚至得過心血管疾病的朋友。

在這裡我想對養貓的朋友說聲抱歉，由於本篇的目的是談寵物跟健康的關係，因此大部分相關的研究都是圍繞著狗，偶爾才會看到貓主子在這些研究裡插花。我想這是因為養狗讓運動跟戶外活動增加，進一步得到健康效益有關。但就像我在上面提醒過的，養狗也會耗用你大量的時間跟體力，若你是個大忙人，養隻性格較獨立的貓也不失為一個好選擇喔。

等不及要接一隻毛孩回來養？必讀小提醒

身為狗奴又是醫師的我，想給你一些小提醒，因為寵物就像家人，是一件必須慎重的事情。

●千萬注意寵物引起的過敏，尤其家中有氣喘兒

我們在診間經常會遇到過敏原檢測顯示對貓或狗皮屑過敏的患者，而且一問病史，就會發現他們的過敏症狀跟寵物的接觸息息相關。

幾十年來，對於所謂「衛生假說」（在農場長大的孩子，長大後比較不容易過敏），醫學界的說法還是莫衷一是，無法有個明確的答案。因此我建議，若家中有氣喘兒這類嚴重的過敏患者，還是避免養寵物，千萬不要養了寵物後才考慮送養，面臨這類艱難的決定。

●小心人畜共通傳染病

所謂的人畜共通傳染病（zoonosis），指的是會在人類及其他脊椎動物之間傳播的，由病原體引起的疾病。

臺灣比較常見跟寵物相關的人畜共通傳染病有破傷風、貓抓病、弓形蟲病、犬心絲蟲

病（傳給人的案例非常罕見）、鉤端螺旋體病（齧齒類傳給狗再傳給人），以及腸道寄生蟲病。一般來說貓會帶來較多的人畜共通傳染病，另外臺灣並不是狂犬病的疫區。

該怎麼預防這些傳染病，讓你跟毛孩間的相處更沒有風險呢？最重要的還是定時幫貓狗打疫苗，並且用藥物預防寄生蟲。此外，定期修剪貓狗的指甲、徹底清理排泄物、用品分開清洗，都是很重要的防疫措施。

●務必認識毛孩的常見疾病

一般來說貓狗在小時候身體狀況都不錯，但會隨著年紀增加，逐漸出現病痛。再加上飼主們常會不知不覺把愛貓愛犬們養得過胖，導致三高、心血管病、過敏、腎臟病，這些人類常見的文明病在寵物們身上也不罕見。

所以，當你決定開始養一隻汪汪或喵喵，就花點間認識牠們身上可能出現的疾病吧。這樣不但有助於預防，發生時也可以早期辨識並且就醫。

●提早為毛孩的離去做好準備

我們心裡都很清楚，我們的愛貓愛犬們終將比我們早離去，所以，與其故意忽視這個事實，過一天算一天，我們不如更積極的提早面對牠們的死亡。

我目前一共有兩次毛孩子離去的經驗，不過也因為我早在心理準備這天的來臨，我更加珍惜跟牠們相處的分分秒秒，也把握時間留了不少牠們的影像紀錄，可以事後回憶喔。

16 練出肌肉就對了！

研究證實重量訓練的六大好處！

- 強壯的核心肌群幫助我們穩定姿勢以及脊椎，避免跌倒，以及許多跟脊椎有關的疾病。
- 心臟是推動全身血液循環的幫浦，但事實上血液循環背後有另一個重要的推手，就是我們的肌肉。

注意！肌肉是你健康的防護網

記得幾個月前我在健身房運動時，看到一位肌肉非常發達的外國朋友猛往槓子上加重量。那時我心裡開始猜，他究竟會背著這樣的重量深蹲幾次呢？

結果相當出乎我意料，這位「巨巨」朋友，抓了槓鈴就開始往上舉，做起肩推這個動作。換句話說，他肩膀的三角肌，搞不好比我大腿的肌肉有力量呢！雖然我自認練得還不錯，雖然不是肌肉男，但總是舉得起等於我體重的重量。

那次健身房的小小驚奇，讓我很真實的感受到人類體能的可能性，而這種現象，跟我們的肌肉骨骼系統的強大可塑性有關。通常我們說的肌肉指的是骨骼肌，是人體可以主動操控的肌肉，約占體重的四〇％。而每塊骨骼肌是由兩大類肌肉纖維構成的，包括第一型的慢肌跟第二型的快肌，但每塊骨骼肌中的快肌與慢肌的分布比例並不相同。

慢肌顧名思義，收縮得比較慢，收縮力也比較小，但因為富含肌紅蛋白（myoglobin），能夠有效率的運輸氧氣，因此適合進行有氧運動。快肌就反過來了，收縮較快，力氣較大，但耐力也較差。

肌肉不只讓人體做出各種動作，以及給身體一個勻稱有型的外觀，它幾乎就是人體健康的守護者，肩負著不少重要的生理功能。

❶緩衝外在傷害，保護身體的脆弱組織

肌肉包圍著身體大部分的體腔，可以保護體腔內部的器官，尤其像腹部這樣缺乏骨頭保護又攜帶許多重要器官的空間，就是靠我們的腹肌去保護以降低衝撞所帶來的傷害。此外，健康的腹肌還可以預防疝氣的發生。另外，肌肉還可以保護關節，避免同屬關節一部分的韌帶、軟骨、滑囊、神經以及血管這些脆弱組織直接接受衝

擊。因此，健康有力的肌肉還可以預防退化性關節炎。

❷維持姿勢的穩定

千萬不要小看這點，姿勢的維持跟一群稱為核心肌群的肌肉有關，也就是我們腹部、背部、臀部，以及脊椎周圍的肌肉。強壯的核心肌群幫助我們穩定姿勢以及脊椎，避免跌倒，以及許多跟脊椎有關的疾病。研究也發現，核心肌肉量越多的人，在接受腹部手術後，併發症跟死亡率都比較低[1]。

我的健身教練也非常重視核心肌肉的鍛鍊，因為足夠的核心肌力能夠幫助你鍛鍊其他類型的重量訓練。

❸代謝血糖，預防胰島素阻抗

肌肉是全身上下代謝血糖的主力器官，對於穩定血糖非常重要，理由是骨骼肌肉細胞會在胰島素的刺激下吸收葡萄糖分子。不過葡萄糖被肌肉吸收後，也會因為生理狀況的不同而被儲存成肝醣、被粒線體氧化、或是轉化成乳酸。

葡萄糖要能夠進入肌肉細胞，必須靠肌肉細胞內一種稱為 **GLUT4** 的運輸蛋白。**GLUT4** 會在胰島素的刺激下移動到細胞表面，接著葡萄糖就會開始流入細胞。GLUT4 如果數目減少或是功能發生異常，肌肉代謝血糖的能力就會降低。相反的，運動時或運動後GLUT4的功能都會加強[2]。

❹促進血液循環

心臟是推動全身血液循環的幫浦，但事實上血液循環背後有另一個重要的推手，就是我們的肌肉。我們的骨骼肌因為運動收縮，會帶動靜脈裡面的血液回到心臟，還會幫助動脈運輸血液，這個現象稱為「骨骼肌幫浦」。沒有骨骼肌幫浦，心臟是無法獨力推動全身血流的。

如果身上負責推動血液的特定肌群過度退化，容易讓人在突然直立時出現姿勢性低血壓。心臟衰竭的病人更依賴骨骼肌去取代部分心臟的幫浦功能，而當心衰竭病情越嚴重，骨骼肌幫浦對運動的幫助就越大。

二〇一八年一項發表在《循環》（Circulation Journal）醫學期刊的研究指出，下肢肌肉的幫浦功能跟嚴重心衰竭病人的運動功能，呈現高度的相關[3]。可見讓心衰竭的患者繼續運動是多重要的事情。

❺肌肉本身就是一個內分泌器官

骨骼肌能夠分泌三百多種具有重要生理功能的荷爾蒙或其他蛋白質，合稱為肌肉素（myokines）。這些肌肉素能夠調控肌肉血管新生、神經的重建、脂肪代謝、骨頭的合成、皮膚修復，甚至還能夠調控心血管系統，以及腦部功能[4][5][6]。

6 降低死亡率

擁有充足且健康的骨骼肌還可以降低死亡率。肌肉量降低，也就是肌少症，已經成為令老年人失能的一個重要原因。人過了八十歲，其實大部分的死因不是癌症以及三高，而是失能造成的後遺症。失能恰好就跟肌少症緊密相關。二〇一七年一項匯集了七千多名中老年人的綜合分析發現，肌少症會讓死亡風險增加六〇%[7]。

總之，當你在為自己規劃運動類型時，千萬不能缺少重量訓練這個選項。當我們活到百歲的機會不斷增加，擁有一身彷如健康護城河的發達肌肉，真的非常重要。現在，讓我們來看看最新科學研究跟我們說了什麼，如何更科學更安全的做重訓吧。

用對方法做超代償訓練，讓肌肉幫你抗老

人類的身體有適應環境挑戰的能力，而且在較為密集的外界刺激之下，有一部分的能力還可以向上適應，這個現象稱為超代償（supercompensation）。簡單的說，超代償就是一項能量度的身體指標，當人體在耗用並且恢復後，會稍微超過耗用之

前的數值，讓身體準備好得以應付可能再來的挑戰。

有研究發現[8]，讓自由車選手踩腳踏車並且耗盡肌肉裡的肝醣，休息三天後，再踩腳踏車耗盡一次，重複三個循環。過了三個循環後，無論肌肉儲存的肝醣量，以及肌肉燃燒肝醣的能力，都會顯著增加。

重量訓練也不例外，就是利用身體的超代償能力，來讓肌肉的力量、耐久度，以及總量持續提升。要注意的是，每次的超代償都只會持續一段時間，超過了這個超代償的時間才訓練，是沒辦法一步步讓自己變厲害的。一般來說，肌肉從疲勞恢復約需要四十八到七十二小時的時間，所以如果你希望看到不斷疊加的進步，最多休息三天就要再進行下一次同樣肌肉部位的運動。

破解常見的重訓迷思

在這裡解答幾個關於重訓常見的問題甚至迷思，讓你對健身有更正確的認識。

❶有氧運動會抵消重訓的成果，就不要做有氧運動？

錯！有氧運動的目的，是增加肌肉燃燒（糖分、蛋白質、脂肪）的速率，以及心臟運送氧氣到肌肉的效率。跟上面提到的超代償一樣，你在逐步增加難度的有氧運動中會獲得的，就是不斷進步的上面兩種能力。

隨著運往肌肉的氧氣效率不斷增加的同時，過多的肌肉就成為一個阻礙，這時身體會開始把快肌取代為慢肌，讓整體的肌肉量，呈現在一個能適應這種「高速運氧需求」的狀態。這就好比把一位公司經理的團隊，一百人刪減為二十人，他管理起來反而比較有效率。

雖然有氧運動讓肌肉長不大，不過有氧運動正在進行肌肉自己的向上適應。的確，如果你重訓的唯一目的就是變成肌肉男，而不在乎重訓的其他目的，例如肌力或肌耐力變大以及變得更健康，有氧的確會抵消你一部分的努力。這種情況你最好把全部的運動時間都用在重訓上面。但如果你除了增加肌肉還希望從運動中獲得最大好處，我會建議你重訓跟有氧都做。

事實上，重訓跟有氧都做的話，對有慢性病者跟老年人尤其有用。二〇一一年，一個叫做 STRRIDE-AT/RT 的隨機分組研究[9]發現有氧運動可以改善代謝症候群，而重訓卻沒有辦法。

總之，我的建議是，重訓跟有氧都不該偏廢，除非你唯一的目的就是變成肌肉男。

❷重訓後三〇分鐘，吃進去的蛋白質會變成肌肉？

錯！這種迷思已經被破除了。一項二〇一八年發表的研究[10]指出，重量訓練的確會讓肌力變大、肌肉肥大、肌肉合成增加，但這些變化並不會特別出現在運動後的那幾個小時，而是平均分布在有運動的那段時間。

二〇二〇年一項針對停經後婦女的研究也一樣，發現重訓後立刻攝取三十克蛋白質，效果其實跟吃碳水化合物一樣，不會讓妳的瘦肉跟力量更進一步增加[11]。

我覺得以上的研究結果，對於希望在重訓之餘，還能夠繼續執行飲食計畫的朋友來說是個天大的好消息。因為這代表你不需要改變飲食來遷就運動計畫了。把握好均衡飲食的原則，並攝取優質蛋白質，身體是會自己找時間合成肌肉的。

❸會出現「長輩擔心膝蓋跟脊椎會受傷」的運動傷害？

錯！重量訓練是藉由增加負荷來讓身體產生超代償，並得到許多健康益處的過程。因此，我們的確可能在增加負荷的過程中，因為動作或姿勢的錯誤而受傷。但相反的，如果在接受適當指引且動作跟呼吸的配合是正確的，重量訓練其實是很安全的運動。

事實上，一旦肌肉因重訓逐漸變得強壯，反而可以緩衝很多日常生活帶給我們的衝擊，保護身體的脆弱組織。所以，帶著你的長輩一起來重訓吧！

17 如果只有時間做一種運動

高強度間歇運動能讓你活更久。

● 走路、深蹲、核心肌運動、高強度間歇運動，具備運動多組肌肉、隨時可以做、接近日常生活會用到的動作功能，以及高強度等特徵。

● 最新研究指出，每天走七五〇〇步，就可以得到最大的健康效益。

可以用來運動的時間其實很多

「張醫師，我的痛風又發作了，雖然止痛藥都備好了，可是每次發作還是會痛個幾天。該怎麼辦？我都快得恐慌症了。」

「你用的止痛藥已經很有效了，而且止痛藥千萬不要長期使用，不然會傷害腎臟跟腸胃！還是要好好地控制飲食，減少喝酒，而且要注意尿酸。」

「對了我這幾次健檢尿酸都降不下來，降尿酸的藥已經調過好幾次了，現在火鍋跟海鮮也都不敢碰了，還有沒有其他方法讓我尿酸下來啊？」

「有啊！每天如果可以多運動個二十分鐘，想辦法讓腰圍下來，尿酸應該就會跟著下來，痛風發作的次數一定會減少，搞不好連高血壓的藥都可以減量。」

以上這段是經常發生在我診間的對話。而且，上面的「痛風」還可以被「過敏」、「血糖高」、「血脂高」、「失眠」、「焦慮」等慢性問題取代。我們都了解運動對現代人的重要性，也大概知道可以做哪些運動。但如果問你，運動讓你聯想到什麼事？

除了健康、減重、青春、積極，這些比較正面的詞彙，你腦中是不是也浮現「沒時間」、「沒動力」、「太麻煩」這幾個讓人沮喪的字眼呢？

沒錯，沒時間，這是每位在動與不動間掙扎的現代人心中永遠的死結，畢竟，一天只有二十四個小時。但在我們用沒時間，匆匆下結論前，是否先試著問問，我們到底都把時間都花到哪裡去了呢？

美國官方在二〇一八年針對三萬多名美國人的生活習慣做了一個調查[1]，發現美國十五歲以上的青少年以及成人，每天至少都可以有四．五小時以上的閒暇時間，平均起來超過五個小時。在這些時間裡，男性花了二一一分鐘在滑手機，女性則是一七五分鐘，等於是占據了五五％到五九％的閒暇時間。相對的，用來運動的時間則只占五．五至六％，相當的低。

要注意在這個研究裡，所謂的閒暇時間已經排除了做家事、煮飯、吃飯、購物、洗澡、打扮，以及照顧小孩的時間了。所以，千萬不要再用「下班後還要煮飯、顧小孩」來當作不運動的藉口。雖然這是美國人的研究，但還是適用大部分國家的人，畢竟滑手機幾乎變成本世紀重要文明病之一了。所以放下手機，穿上運動鞋去運動吧！

真的沒時間？科學建議最有效的運動

要人整日不帶手機，不看電腦，是強人所難。我們有太多工作其實就是在這些3C用品上一面進行。好在醫學研究也開始發現，的確是有一些運動非常省時有效，相當適合忙碌的上班族。一般來說，增進健康為主要目地的運動，具備以下幾個特徵：一次會運動多組肌肉、隨時可以做、接近日常生活會用到的動作功能，以及高強度。以下我就跟大家列舉能讓你在最短時間得到最大健康效益的幾種運動。

❶走路：每天走七五〇〇步，可以得到最大健康效益

別懷疑，走路仍然是最適合大忙人的運動，不但隨時隨地都可以進行，而且負擔不大，相當適合男女老少，如果可以搭配好空氣跟好風景就好了。在辦公室坐久了，起身去茶水間晃晃或是找同事講講話，經常是上班族唯一的選擇。

依據一份二〇一九年發表在《美國醫學會內科學》的研究報告[2]，高齡女性走越多步，死亡率跟著下降，更好的消息是，當一日總步數大過七五〇〇步，死亡風險其實就不太降了，代表能夠每天走七五〇〇步，就可以得到最大的健康效益。

❷深蹲：做一次深蹲，可以運動到大部分肌肉

深蹲能在短時間內得到極大健康效益的運動，而且還符合上述的四個條件。深蹲是一種全身性的運動，做一次深蹲幾乎可以運動到全身的肌肉。而肌肉量的維持跟壽命息息相關，在老年人尤其重要。此外，類似深蹲能夠同時運動到很多肌群的運動，例如弓箭步跟伏地挺身，都有類似的效果。

❸核心肌運動：預防跌倒、降低臥床和運動傷害機率

核心肌包括了腹部、背部跟骨盆大部分的肌肉群，是維持身體姿勢，也是保護脊椎最重要的幾大肌群。發達的核心肌可以預防跌倒，對於降低老人家臥床甚至是死亡，非常重要。常見的核心肌訓練動作，包括：仰臥起坐、棒式（或稱平板式）、

挺背，以及這些運動衍生的變化。

做對這些動作，帶來的運動效果比你預期的大！因為核心肌往往躲在身體的深層，常常被忽略。尤其，如果希望降低運動傷害的機率，好的核心肌也是不可或缺的。

❹高強度間歇運動：減脂、降血糖、穩定情緒

如果在 Google 搜尋「最省時的運動」或是「best exercise for busy people」，高強度間歇運動（high-intensity interval training，簡稱 HIIT）肯定占了搜尋結果的一半以上。

所謂高強度間歇訓練，例如跳繩、波比跳（英文為 Burpee，可同時訓練肌耐力、心肺、燃脂以及核心肌的全身性訓練）、戰繩（英文為 Battling Rope，透過一條對折一半的繩子，由雙手握住兩個端點以不同動作創造出來的全身性運動）等等是利用需要爆發力的動作，讓心率至少到達最大心跳率的八〇％，接著休息讓心率降回最大心率的六五％，如此反覆大約四至六次。

的確，太忙是現代人不運動最常見的理由，HIIT 跟著就應運而生。HIIT 相關的研究也不少。相較於連續性的有氧運動，HIIT 能夠在更短的時間內達到類似的運動效果，例如改善間歇性跛行[3]、減脂[4]、降血糖[5]、穩定精神疾病[6]、改善冠心病

人的心臟功能[7]等等。

值得注意的是，HIIT在許多種慢性病[8]以及癌症病人[9]身上看起來都是安全的。事實上，現在運動醫學界正在進行不少相關研究，在不同慢性病以及身體狀況的族群身上，測試HIIT的安全性，因為HIIT是很多人能夠抽出時間做的一種運動。

❺打網球或羽球：降低近五〇％死亡率

近年連續有兩個研究發現，需要球拍的運動對長壽最有幫助，裡面又以網球最明顯。一個是在英國進行了十四年的研究[10]，發現經常打球拍運動（網球、羽毛球等等）的五十歲左右成年人，死亡率可以下降四七％。另一個則是丹麥連續二十五年的研究[11]，發現網球可以延長九．七年的平均餘命。

由此可見，除了心肺跟肌肉的鍛鍊，運動裡面另一個重要的元素就是人際間的互動，以及相互支持，這是獨自跑跑步機無法獲得的。

給不同忙碌程度現代人的運動建議

首先跟大家說一個好消息，就算你一個禮拜只有時間慢跑一次，壽命一樣可以延長。近期研究者彙整了十四份報告[12]，發現有慢跑比起不慢跑降低了二七％的死亡率，而且有慢跑的這一組人，不管跑得多勤快，從每天跑到一個禮拜只能跑一次，死亡率都無法再進一步改善。

可見，比起不運動，偶爾動一下其實也很有益！但如果你希望放下手機，好好在工作之餘規劃自己的運動型態，以下是針對不同忙碌程度我為你推薦的運動處方。

❶工作生活還算平衡、游刃有餘型：做五休二交替做不同運動

大部分跟我諮詢運動問題的朋友都是屬於這一型。一般來說如果你工作型態是朝九晚五，在上班前或是下班後都還可以至少撥出一個小時的時間來運動，那你可以在運動計畫中放入上述五種運動。

建議你一個禮拜各做一到兩次多肌肉群的重量訓練、核心肌訓練，以及高強度間歇運動。然後，帶起計步器，每天都讓自己走滿七五〇〇步。

這類型的朋友反而要留意多撥出一些時間來休息，讓身體恢復，例如每周運動五天、休息兩天。

❷馬不停蹄、社會中堅型：一周二次全身肌力訓練或高強度間歇運動

這類朋友在作運動計畫時會面對較大的時間壓力，在我的門診中也不少見。通常他們都是家庭中的經濟支柱。雖然時間會剝奪不少可用來運動的時間，但這類的朋友通常也是最願意投資時間跟金錢在運動的人（或是完全反過來，根本不運動）。

建議這類朋友一周最好可以抽出至少兩個一小時的時段，各做一次全身的肌力訓練跟有氧（或高強度間歇）運動。記得在運動前要有充足的睡眠，這樣不但避免運動傷害，也可以最大化運動的效果。

❸披星戴月、早出晚歸型：每天十分鐘高強度間歇運動

三十歲以下，剛出社會的年輕人常常是這個類型。在這個日漸競爭的社會，超長的工時正逐步的侵蝕我們運動跟休閒娛樂的時間。

在我的診間，偶爾會出現在竹科工作的年輕人，由於年輕，他們身體的問題通常不多，但看到他們的日常生活安排，不禁要令人擔心他們的年輕本錢究竟可以撐到什麼時候。通常我給這類年輕朋友的運動建議會是：能夠站就不要坐、能夠動就不要靜。

如果每天能夠有十分鐘運動，準備一條跳繩，或者是好好的作波比跳吧。通常這類的朋友心血管狀態也比較健康，所以做起高強度間歇運動安全的疑慮也比較低。高強度間歇運動，是當你只能作一種運動時最好的選擇。

❹空中飛人型：隨時做重量訓練或高強度間歇運動

我覺得特別提出這一類是有必要的。隨著商業活動步入全球化，我們身邊真的不乏這一類型的人。常常要到國外，代表你得花許多時間在旅途上以及旅館裡。

這時請你多學會一些徒手就可以作的重量訓練以及高強度間歇運動（例如波比跳）。別忘了，你自身的重量就是最好的啞鈴喔。

18 抗衰老跟長生不老

淺談醫學界的最新進展。

- 新英格蘭人瑞研究已經給世人帶來幾個很重要的啟示：

第一，百歲人瑞大多生活能自理，有的甚至還繼續貢獻社會。

第二，疫苗以及藥物對他們的壽命仍然貢獻不少。

第三，生活型態帶來的影響遠大於基因。

人類的壽命究竟有沒有極限

二〇一八年六月，一篇刊登在《科學期刊》（Science）的研究吸引了我的目光，因最新的研究發現人類的壽命很可能是沒有極限的[1]。這麼一個激勵人心的研究報告，很快就在相關領域的專家間廣為流傳。連《科學期刊》的老對手《自然期刊》（Nature），都在網頁上報導這個消息[2]。

仔細一讀，這個壽命沒有極限的結論，其實是來自統計分析的結果。一組來自義大利羅馬的人口學學者，研究了超過四千名的義大利人瑞，這些人瑞至少都有一〇五歲。他們逐年分析這群人瑞的死亡率，發現年紀一旦超過一〇五歲，每年的死亡率會停止增加，並且維持在五〇％。

所以就數學的角度而言，一個人瑞是否會死亡，就跟每年生日丟銅板一樣，假設出現一個超級幸運兒，每年都丟到「再過一個生日」那面，就可以一直活下去，雖然機率會漸漸接近零。《科學期刊》原文稱這個現象為「死亡率高原」，意即死亡率的增加，會在某個年紀停止。

只是死亡率高原這個概念顯然跟人們的生活經驗很不一樣，畢竟在已經驗證的資料以外，我們從來沒聽說有人活超過一二二歲[3]。不過，這份義大利的研究的確是用比較精確的死亡率統計方法，為人類是否有天壽這道難題，帶來了新的曙光，也讓我們對長生不老這件事重燃了一絲希望。

為什麼有人就是活得比較久？

雖然據可靠的資料，還不曾有人活超過二百年，但不可否認的是，地球上就是住了那一群人，活得比其他人久很多很多。

二〇〇五年，作家丹•布特納（Dan Buettner）把幾個長壽人士居住的地點合稱為「藍色區域」（Blue Zone），包括：日本沖繩、希臘的伊卡里亞島、義大利的薩丁尼亞島、哥斯大黎加的尼科亞半島，以及美國加州城市羅馬琳達[4]。他發現住在這個區域的人，平均可以比世界其他人多活十年以上，而且擁有非常多的超級百歲老人（大於一一一歲）。

獲選為藍色區域，不見得會讓這幾個地方立刻變為觀光熱點，但全世界都興起了一股藍色區域飲食熱，想要藉由仿效這些地區居民的飲食習慣，讓自己活得又長壽又健康。當然，屬於藍色區域的這幾個地方，飲食習慣一定會不太一樣，但歸納起來的確有些地方是共通的，例如大量且多樣的植物類食物、肉類以魚為主、偶爾喝紅酒、吃飯吃八分飽等等。

研究人類壽命（longevity）這個科學問題，遠遠比研究果蠅的壽命還困難，畢竟我們的壽命比果蠅（壽命約五十天）長很多，需要更長期的追蹤才能得到可信的結果。目前，全世界幾個比較具有公信力的研究，都具有樣本大、時間長、且研究方法可信的幾個特色，以下就介紹其中幾個最重要的人類壽命研究，以及它們的重要發現。

新英格蘭人瑞研究：百歲人瑞大多能生活自理

由波士頓大學的博爾斯（Tom Perls）教授所領導的新英格蘭人瑞研究（New England Centenarian Study）是當前最具有公信力的人類壽命研究之一，開始於一九九四年[5]。這個研究有趣的是一開始是以阿茲海默症患者為對象，結果發現：能夠活超過一百歲的百歲人瑞很少罹患這個疾病，因此才改成以研究這群人為什麼可以活這麼久為目標。

迄今，新英格蘭人瑞研究已經給世人帶來幾個很重要的啟示。

第一，這群百歲人瑞大多能自理自己的生活，有的甚至還繼續貢獻社會，他們的身體有能力把失能壓縮在人生最後幾年，而大部分的人生都活得很健康。

第二，疫苗以及藥物（例如血糖跟血脂藥）對他們的壽命仍然貢獻不少，可見想要長命百歲，就必須對疫苗以及藥物有正確的認識。

第三，基因仍然對壽命有一定的影響，但生活型態帶來的影響可能大得多。人瑞研究曾分析一群從藍色區域移居至新英格蘭地區的移民，發現改變飲食習慣也改變了他們的剩餘壽命。

二〇〇六年起，本研究又增加了一個子計畫，叫做新英格蘭超級人瑞研究，以一一〇歲以上老人作為研究對象[6]。

族譜研究：基因只能決定一小部分的壽命

由以色列公司 My Heritage 的首席科學家厄里奇（Yaniv Erlich）所領導的研究，他們藉由分析公司網站 Geni.com 所獲得的族譜資料（The Geni.com Study），試著解答基因跟壽命的關係[7]。這個 Geni.com 網站上面總計有一億個用戶上傳的資料，其中一個最大的家譜，竟然高達一三〇〇萬人。

二〇一八年四月，厄里奇跟他的團隊在《科學期刊》發表了一篇重要研究，發現基因跟遺傳只能決定約十二．二%的壽命，只有傳統公認的二五%一半[8]。

長壽家庭研究：維持獨立自主是健康不二法門

在美國跟丹麥進行的研究，蒐集長壽人士聚集的家庭，研究基因、家庭因素、生物因素跟長壽的關係[9]。我們都知道，要能夠長壽，獨立自主是個很重要的因素。

長壽家庭研究（Long Life Family Study）研究在二〇二〇年四月發表了一項結果，預測九十歲老人如何能在七年後繼續保持獨立自主，不需依靠他人生活。

結果發現，最重要的決定因素包括：運動能力較好、肺功能較好、腰圍較細但體重較重（代表重量較集中在肌肉）、智力測驗成績較好（使用數字符號替換來測驗），以及血中較低的糖化終產物受體（receptors for glycation end product; RAGE）。

其中，吃過量的糖、高血壓、吸菸、生活壓力，都會讓血中的 RAGE 升高[10]。所以，要長命百歲，希望能維持獨立自主，上面提到的都是不二法門。

巴爾的摩老化長期追蹤研究：揭開更多老化的秘密

巴爾的摩老化長期追蹤研究（Baltimore Longitudinal Study of Aging）是一項始於一九五八年長達六十年的追蹤研究，至今已經提供給學界跟社會許多珍貴的資料[11]。也因為它擁有全世界最長期的生物資料庫之一，至今研究者仍持續會跟研究團隊申請生物檢體，試圖揭開老化的更多秘密。

本研究重要的發現，包括：如何利用游離攝護腺特異性抗原（free PSA），去準確的預測攝護腺癌，以及阿茲海默症患者記憶力開始衰退的時間點，大約是診斷確立前七年。未來，相信我們能繼續從這研究學到更多關於衰老的知識。

全球疾病負擔研究：研究上百種疾病對健康的影響

一九九〇年，世界銀行委託比爾及梅琳達蓋茲基會贊助的大型研究，目前由美國華盛頓大學的莫瑞（Christopher J.L. Murray）教授領導。

全球疾病負擔研究（Global Burden of Disease Study; GBD）的目的是分析一百多種疾病或是傷害對健康所造成的影響。由於規模非常龐大，規模橫跨全球一百九十五個國家，因此結果是非常具有參考價值的。本書另一個章節「比吸菸更傷身的事」有提到GBD於二〇一九年發表的最新結果，有興趣的讀者可以參考（見第七四頁）。

健康又長壽，操之在己

美國心臟學會在二〇一八年發表於《循環》（Circulation）醫學期刊，他們分析了幾個重要資料庫的研究結果，時間橫跨三十四年，包括四萬二千多個死亡事件。結論是，有五個非常顯著的因素影響著我們的壽命，而且它們都跟生活型態有關，包括了從沒抽過菸、BMI介於十八．五至二四．九、每日進行大於三十分鐘的中高強度運動、適量飲酒，以及高質量的飲食。

能夠五個習慣都做到的人，比起都沒有做到，能夠降低七四％的死亡率、六五％的癌症死亡率，此外心血管死亡率甚至能降低八二％[13]。

這五個習慣幾乎已經變成基本常識了，但在這裡我想提醒大家的是，飲酒可能還有點爭議，因為大部分的臺灣人缺乏有效的酒精代謝酵素。所以我的建議是，盡量不要喝酒，而且確實做到其他四個，才能讓你得到最大的好處。

總之，我們的壽命深深受到基因、環境，以及生活習慣的影響。越來越多的證據已經顯示基因的影響其實只占一小部分，大約一〇至二〇％。換句話說，活得久不久，決定權還是在你自己的手上喔。

醫定要知道！

醫學日新月異，資訊不漏接

❶端粒學說：延長端粒長度是延長人類壽命關鍵

端粒（telomere）是存在我們染色體末端的ＤＮＡ序列，會隨著每次的細胞分裂變短。當端粒短到不能再短時，代表這顆細胞就無法繼續分裂了，會走向凋亡（apoptosis）。在人體某些類型的細胞，例如生殖細胞跟幹細胞，以及癌細胞，細胞內還會有端粒酶（telomerase），能夠修補變短的端粒，讓細胞分裂可以無限制進行下去[14]。

端粒可以確保我們ＤＮＡ上的遺傳資訊不會因為細胞複製而遺失，而且已經有大型的研究確認，端粒長度越短的人，逐年的死亡率會越高。

平均來說，白血球內的端粒每減少六十九個鹼基的長度，就會讓死亡率增加一倍。同時，許多流行病學的研究也顯示，某些生活習慣似乎可以延長端粒的長度，例如地中海飲食、減重、運動、補充維生素Ｄ，以及Omega-3等等。

近期，甚至有製藥公司開始試著用基因治療來延長端粒長度，希望可以延長人類壽命[15]。

❷ SIRT1 基因：白藜蘆醇可活化的蛋白質

這個基因位於第十對染色體上，活化時會製造 Sirtuin 1 這個蛋白質。Sirtuin 1 蛋白質會直接影響我們的基因表現，而且會增加細胞對胰島素的敏感度[16]。

研究發現，白藜蘆醇（主要存在於葡萄、莓果等）、斷食，以及雙胍類的藥物（例如metformin）都會活化這個基因[17]。這不但讓紅酒在所有酒類中雀屏中選，成為保健飲品，也在社會上形成一股間歇性斷食的風潮。

另外，metformin 也已經得到ＦＤＡ許可，正在進行關於這個藥物是否可以降低死亡率甚至延長壽命的臨床試驗[18]。

注意在試驗結果出來前，本書不建議用這個藥物來試圖延長壽命，目前 metformin 正確用法是用在二型糖尿病以控制血糖。

❸ mTOR 蛋白質抑制劑：動物實驗證實可增加六〇%的壽命

mTOR（mammalian target of rapamycin, mTOR）蛋白質能夠促進細胞的分裂生長。當 mTOR 被抑制，細胞會停止生長跟分裂，身體會開始清除凋亡的細胞，保存足夠的能量跟養分等待壓力解除。

雷帕黴素（rapamycin）正好就是 mTOR 的抑制劑，目前被核准的用法包括器官移植後的抗排斥，以及塗在冠狀動脈支架上避免支架栓塞阻礙血流。

醫學界已經在小鼠身上發現，雷帕黴素可以增加小鼠的壽命高達六〇%[19]。相關的人體試驗也正在進行中。但在雷帕黴素真正證實可以延年益壽前，千萬不要擅自使用，這個藥物副作用可不小喔。

【後記】

缺乏自制力，再多的養生知識也是白搭！

二〇一九年是人類首次登陸月球後的五十週年，世界各國紛紛發起了各式各樣的活動，來紀念這個偉大的成就。如果你看過二〇一八年的電影「登月先鋒」，一定會被畫面中月球表面的孤寂所震撼。

《彭博商業周刊》（Bloomberg Businessweek，為美國著名的的商業性雜誌）的專欄作家彼得・柯伊在二〇一九年七月寫了一篇專文來評論阿波羅登月，這個或許是人類史上最野心勃勃的計畫。不過，他是以管理學的觀點來看這件事，叫作「登月教給我們的五堂管理課」。

我們都知道，一九六〇年代美國人展開登月計畫的時候，世界是不太平靜的。美蘇之間正處於長達半世紀的冷戰，核子危機一觸即發。美國國內對於登月的反對聲浪也是居高不下，政府陷入財政資源分配的兩難裡。所以在這麼動盪的時候，領導並成功完成登月，成為管理學上最值得借鏡的一段經驗。

這五堂管理課裡，我覺得其中三條：清楚的目標、授權但保留決定權、實用而不花俏（其他兩條分別是容錯跟隨機應變），非常適合用來管理我們自己，不管是生活還是健康。我們就這麼一個身體，你也只有這麼一個機會用它一次，當然值得你用最高規格的管理技巧，來好好的保養。

為了要照顧自己的健康，你必須設定一個清楚的目標，不被一時的誘惑吸引；在很多時候，你必須授權給專業人士給你建議或是幫你治療，但到最後決定要不要接受這些的，還是你自己。

縱然關於養生的新資訊、建議、理論或是商品時常推陳出新，但到最後真理其實沒有那麼複雜，總是有那麼幾條關於健康的硬道理，是恆常不變的，這個抉擇最後就是落在你身上。本書的目的，就是希望帶著你複習這些歷經千錘百鍊的養生真理，一邊也告訴你最新的研究進展與未來可能的方向。

其實對我來說，上面選出的三堂課又可以濃縮成三個字：自制力。你要在心裡隨時記住清晰的目標、要為自己的健康做決定、還要不被花俏的養生理論迷惑，都跟你的自制力有關。下面我們來談談自制力為什麼這麼重要，為什麼是你養生時該學會的必備技能。

自制力與誘惑力的區別，只在一念之間

自制力最有名的心理學理論，是對抗型自我控制（Counteractive self-control theory）[2] [3] [4]。對抗型自我控制的心理學實驗，常常以吃不健康的食物作為主題。以下我舉一些有趣的研究，讓你進一步認識自我控制的兩個特性。

第一，面對越強的誘惑，對抗型的自我控制會讓我們把這些誘惑「扣分」，讓它的吸引力降低。有研究將受試者分成兩組，並且給他們一樣多的洋芋片。但差別是，一組的洋芋片全放在一個大碗裡，另一組則是分成三個比較小的碗。受試者可以盡情的吃。

結果發現，得到三個小碗洋芋片的受試者吃得比另一組多。原因是，另一組人，也就是面前出現一大碗洋芋片的受試者，面對比較強的誘惑，會讓他們把誘惑扣分，覺得洋芋片比較不健康也不好吃。真正讓人陷進去的，往往是比較小的誘惑；而大的誘惑，反而會引發人的自我防備而被忽略。

第二，這種防衛誘惑的心理機轉，會在接受誘惑之後減弱。也就是說當你抗拒誘惑不成「破功」後，這種心理機轉也會消失。有研究者守在健身房出口，找來三十四名平均年紀二十一歲的女性，來健身房進行研究，主要是希望找到健康意識

較高的受試者[6]。

每個受試著可以從兩盤食物挑一個，一盤裝了三條營養棒，比較健康也比較不好吃；另一盤則裝了三條巧克力棒。每位受試者都被要求在選擇前後，對兩盤食物針對美味程度評分。結果發現，受試者普遍會在選擇前，把巧克力的美味程度評價得比較低分。可是一旦受試者選擇了他們想吃的食物，巧克力的平均分數又會變高。我們對抗拒的能力，會因為接受了誘惑而降低甚至消失。只要陷進去一點點，最終很可能無法自拔。

自制力會跟誘惑密切互動。誘惑會改變自己的樣貌來擊倒自制力，接著一發不可收拾。

自制力攸關你整體的身心靈健康

關於自制力有一個很經典的心理學研究，叫做史丹佛棉花糖實驗[5]。

一九六〇年代，史丹佛大學的華特•米歇爾教授（Walter Mischel）給了六百多名四歲的孩童一塊棉花糖，接著跟他們說：「如果你多等十五分鐘再吃，就可以再得到一塊棉花糖。」研究者接著離開房間，十五分鐘後再回去。結果發現，有大約三分之一的孩童成功抗拒誘惑，得到第二塊棉花糖。

過了三十年後，研究團隊開始針對這群孩童做追蹤研究，發現那些自發性等待的孩子在青少年時代有比較高的抗壓性，大學入學分數（SAT score）比較高，在三十幾歲時身體質量指數（BMI）也比較低：每多等待一分鐘，BMI就低〇・二。

另一個橫跨六個國家的不同資料庫，搜集三二四九位對象的研究發現，有較高自制力的人，較容易表現出下列跟健康有關的行為：吃蔬菜水果、避免速食、節食、不常喝酒甚至不大量喝酒，以及較常運動跟規律走路。當然，好的心理素質不是只有自制力。但自制力總是在這些素質裡，占有很重要的地位，甚至可以說是最重要的。

倫敦大學學院曾經針對八一一九名，平均年紀六十六歲的英國成人進行研究，分析五種心理素質跟整體健康的關係。這五種心理素質有：責任感、情緒穩定、決心、樂觀，以及自制力。結果發現，在這五種心理素質中擁有較多項的人，除了較富有、較不孤單、人際關係較好，身體也比較健康，包括：走路較快、比較苗條、行動障礙跟慢性病較少。

另外，一些抽血指標也比較理想，例如：比較高的高密度脂蛋白膽固醇（HDL-c）跟維生素D，以及比較低的發炎指數（C-reactive protein）。本研究雖然沒有發現任何單一心理素質，跟這些身心靈健康有關，但所有的研究對象，有最高比例回答擁有自制力這個特質，高達四〇%，相對於其他四種都介於二〇至三〇%。

更重要的是，同一群人經過了四年的追蹤，這個相關性還是存在。將此研究發表在《美國國家科學院院刊》的主要作者，倫敦大學學院的安德魯•斯特普托教授（Andrew Steptoe）說，好的心理素質不只對孩童日後的成功重要，就算已經進入中老年，持續培養這些素質還是可以增進人生成功以及身體健康的機會[7]。

斯特普托還將一樣的研究在美國重複一遍，研究八千多名平均年紀七十二歲的高齡人士，得到了很類似的結果，而且這些晚年的成功，都跟兒時的社經地位跟認知能力無關[8]。

自制力是一種源源不絕的能量！

自制力跟你的身心靈健康息息相關，是你迎向美滿人生，所必須修煉的第一堂課。前面我們提過，自制力就像是能量，並不是源源不絕的，但的確有方法可以培養。

首先，就像一句管理學名言說的，「只要能夠被測量的目標，就可能順利完成」（**What gets measured gets managed**）。如果在達到目標的路上，我們可以不斷追蹤並掌握進度，會讓人傾向於堅定目標並對抗誘惑。你一定有這個經驗，數著高速公路上的里程碑，會讓長途旅行比較不令人無聊跟沮喪。同理，在你對抗甜食的路上，想著自己不斷在體脂率上進步，也會讓你比較容易抗拒。

此外，你該把自制力想成是一種能量，一種身體的「資源」。唯有當你保持在良好的身心靈狀態，你才會有持續不斷的自制力。所以，讓自己吃得營養、充分休息、減壓並且好好運動，你體內的自制力才不會枯竭。接著，你會發現自己進入一個正向循環裡，越自制，自制力反而越強大。

最後，如果你決定要嚴肅的改善你的健康甚至人生，建議你可以讀詹姆斯•克利爾（James Clear）的《原子習慣》（Atomic Habits）[9]。作者是著名的激勵作家及演說家，在承受了高中時期一場幾乎致命的腦部創傷後，他靠著培養好習慣，每天都讓微小的行為改變，逐漸為生活帶來巨大的正向影響。

在《原子習慣》一書中，有一段關於自制力的建議，我覺得大概是我看過最終極有效的方法：「所謂自律者只是擅長建構生活，好讓自己不需要展現超凡的意志力與自我控制力。換言之，他們不常讓自己處於充滿誘惑的情境。」

也就是說，創造自制的環境，可能比當個自制的人更為重要。想要克制去吃高糖分的食物，那就在身邊多放一些健康少糖的食物；想要戒掉熬夜在床上滑手機，那就早早把手機關機擺進書房裡，甚至丟到車上。我自己跟我身邊的人，的確在這種自律的生活環境上受益不少，我相信你也可以！

【附錄】

前言

1. Finn Waagstein. https://de.wikipedia.org/wiki/Finn_Waagstein
2. Beta blocker. https://en.wikipedia.org/wiki/Beta_blocker#Congestive_heart_failure
3. Breaking news: Prolific Dutch heart researcher fired over misconduct concerns. http://retractionwatch.com/2011/11/17/breaking-news-prolific-dutch-heart-researcher-fired-over-misconduct-concerns/
4. Meta-analysis of secure randomised controlled trials of β-blockade to prevent perioperative death in non-cardiac surgery. Heart. 2014 Mar 15; 100(6): 456–464.
5. Medicine Or Mass Murder? Guideline Based on Discredited Research May Have Caused 800,000 Deaths In Europe Over The Last 5 Years. https://www.forbes.com/sites/larryhusten/2014/01/15/medicine-or-mass-murder-guideline-based-on-discredited-research-may-have-caused-800000-deaths-in-europe-over-the-last-5-years/#1ee1e8a647ec
6. Start Plain Language Summaries Early Or Get Left Behind. https://communities.diaglobal.org/blogs/zach-weingarden/2018/05/11/start-plain-language-summaries-early-or-get-left-b

01飲食習慣如何造就你？

1. 就是大名鼎鼎的PREDIMED研究。它在二〇一三年發表後，曾因為隨機分配的瑕疵被期刊下架過。但在二〇一八年重新分析後，再次發表在《新英格蘭醫學期刊》，結論不變。N Engl J Med. 2018 Jun 21;378(25):e34.
2. Glucose and Lipid Homeostasis and Inflammation in Humans Following an Isocaloric Ketogenic Diet. Obesity（Silver Spring）. 2019 Jun;27（6）:971-981.
3. Effects of Nutritional Supplements and Dietary Intervention on Cardiovascular Outcomes:An Umbrella Review and Evidence Map. Ann Intern Med. 2019 Aug 6;171(3):190-198.
4. Dietary Diversity: Implications for Obesity Prevention in Adult Populations: A Science Advisory From the American Heart Association. Circulation 2018;138 ·· e160.

02我應該執行生酮飲食嗎？

1. Ketogenic diets for drug resistant epilepsy (https://www.cochranelibrary.com/cdsr/doi/10.1002/14651858.CD001903.pub4/full)
2. Investigating the Ketogenic Diet As Treatment for Primary Aggressive Brain Cancer: Challenges and Lessons Learned. Front Nutr. 2018; 5: 11.
3. Effect of Low-Calorie Versus Low-Carbohydrate Ketogenic Diet in Type 2 Diabetes. Nutrition. 2012 Oct;28(10):1016-21.
4. Carbohydrate Quantity in the Dietary Management of Type 2

Diabetes: A Systematic Review and Meta-Analysis. Diabetes Obes Metab. 2019 Jan;21(1):15-27.

5. Weight Loss with a Low-Carbohydrate, Mediterranean, or Low-Fat Diet. 5.N Engl J Med 2008; 359:229-241.

6. Effects of Low-Carbohydrate Diets v. Low-Fat Diets on Body Weight and Cardiovascular Risk Factors: A Meta-Analysis of Randomised Controlled Trials. Br J Nutr. 2016 Feb 14;115(3):466-79.

7. Dietary carbohydrate intake and mortality: a prospective cohort study and meta-analysis. Lancet Public Health. 2018 Sep;3(9):e419-e428.

8. U.S. News Reveals Best Diets Rankings for 2020. https://www.usnews.com/info/blogs/press-room/articles/2020-01-02/us-news-reveals-best-diets-rankings-for-2020

03 間歇性斷食適合我嗎？

1. Caloric Intake and Aging. N Engl J Med 1997; 337:986-94.

2. Effects of Intermittent Fasting on Health, Aging, and Disease. N Engl J Med 2019; 381:2541-2551.

3. Metabolic slowing and reduced oxidative damage with sustained caloric restriction support the rate of living and oxidative damage theories of aging. Cell Metab. 2018; 27(4): 805.e4-815.e4.

4. Prolonged Nightly Fasting and Breast Cancer Prognosis. JAMA Oncol. 2016 Aug 1; 2(8): 1049–1055.

5. The effects of short-term fasting on quality of life and tolerance to chemotherapy in patients with breast and ovarian cancer: a randomized cross-over pilot study. BMC Cancer. 2018; 18: 476.

6. Effects of short-term fasting on cancer treatment. J Exp Clin Cancer Res. 2019; 38: 209.

7. A Pilot Study To Investigate the Immune-Modulatory Effects of Fasting in Steroid-Naive Mild Asthmatics. J Immunol. 2018 Sep 1;201(5):1382-1388.

8. Ramadan Fasting Exerts Immunomodulatory Effects: Insights From a Systematic Review. Front Immunol. 2017 Nov 27;8:1144.

9. Hallmarks of brain aging: adaptive and pathological modification by metabolic states. Cell Metab 2018; 27: 1176-99.

10. Metabolic and psychological response to 7-day fasting in obese patients with and without metabolic syndrome. Forsch Komplementmed. 2013;20(6):413-20.

11. Safety, health improvement and well-being during a 4 to 21-day fasting period in an observational study including 1422 subjects. PLoS One. 2019 Jan 2;14(1):e0209353.

04 比吸菸更傷身的事

1. Health effects of dietary risks in 195 countries, 1990–2017: a systematic analysis for the Global Burden of Disease Study 2017. Lancet. 2019 May 11;393(10184):1958-1972.

2. The diets cutting one in five lives short every year . https://www.bbc.com/news/health-47734296

3. What we aren't eating is killing us, global study finds. https://

edition.cnn.com/2019/04/03/health/diet-global-deaths-study/index.html

4. 越年輕吃越鹹，漢堡加濃湯鈉含量破千. https://www.mohw.gov.tw/cp-3212-23432-1.html

5. Shaking the Salt Habit to Lower High Blood Pressure. https://www.heart.org/en/health-topics/high-blood-pressure/changes-you-can-make-to-manage-high-blood-pressure/shaking-the-salt-habit-to-lower-high-blood-pressure

6. List of 'Salty Six' Foods May Surprise You. https://www.webmd.com/diet/news/20121106/salty-six-foods#1

7. Nova groups for food processing. https://world.openfoodfacts.org/nova

8. Ultra-Processed Diets Cause Excess Calorie Intake and Weight Gain: An Inpatient Randomized Controlled Trial of Ad Libitum Food Intake. Cell Metab. 2019 Jul 2;30(1):226.

9. Consumption of Ultra-Processed Foods and Cancer Risk: Results From NutriNet-Santé Prospective Cohort. BMJ. 2018 Feb 14;360:k322.

10. Association Between Ultraprocessed Food Consumption and Risk of Mortality Among Middle-aged Adults

in France. JAMA Intern Med. 2019 Apr 1;179(4):490-498.

11. Association between consumption of ultra-processed foods and all cause mortality: SUN prospective cohort study. BMJ. 2019 May 29;365:l1949.

12. Ultra-processed Food Consumption and the Risk of Short Telomeres in an Elderly Population of the Seguimiento Universidad De Navarra (SUN) Project. Am J Clin Nutr. 2020 Jun 1;111(6):1259-1266.

13. Ultra-Processed Food Consumption and the Incidence of Hypertension in a Mediterranean Cohort: The Seguimiento Universidad De Navarra Project. Am J Hypertens. 2017 Apr 1;30(4):358-366.

14. Ultraprocessed Food Consumption and Risk of Overweight and Obesity: The University of Navarra Follow-Up (SUN) Cohort Study. Am J Clin Nutr. 2016 Nov;104(5):1433-1440.

15. Ultra-processed Food Consumption and the Incidence of Depression in a Mediterranean Cohort: The SUN Project. Eur J Nutr. 2020 Apr;59(3):1093-1103.

05 從敵人變成朋友的食物

1. Coffee and IARC: What are the facts? https://www.coffeeandhealth.org/hcp-resources/coffee-and-iarc-what-are-the-facts/

2. IARC Monographs evaluate drinking coffee, maté, and very hot beverages. https://www.iarc.fr/wp-content/uploads/2018/07/pr244_E.pdf

3. Systematic review with meta-analysis: coffee consumption and the risk of cirrhosis. Aliment Pharmacol Ther. 2016 Mar;43(5):562-74.

4. Coffee Consumption and Health: Umbrella Review of Meta-Analyses of Multiple Health Outcomes. BMJ. 2017 Nov 22;359:j5024.

5. Coffee, decaffeinated coffee, and tea consumption in relation to incident type 2 diabetes mellitus: a systematic review with meta-analysis. Arch Intern Med. 2009 Dec 14;169(22):2053-63.

6. Coffee and cancer risk: a summary overview. Eur J Cancer Prev. 2017 Sep;26(5):424-432.

7. Caffeine intake and dementia: systematic review and meta-analysis. J Alzheimers Dis. 2010;20 Suppl 1:S187-204.

8. Does caffeine intake protect from Alzheimer's disease? Eur J Neurol. 2002 Jul;9(4):377-82.

9. Coffee, caffeine, and risk of depression among women. Arch Intern Med. 2011 Sep 26;171(17):1571-8.

10. Coffee, caffeine, and risk of completed suicide: results from three prospective cohorts of American adults. World J Biol Psychiatry. 2014 Jul;15(5):377-86.

11. Coffee Drinking and Mortality in 10 European Countries: A Multinational Cohort Study. Ann Intern Med. 2017 Aug 15;167(4):236-247.

12. Association of Coffee Consumption With Total and Cause-Specific Mortality Among Nonwhite Populations. Ann Intern Med. 2017 Aug 15;167(4):228-235.

13. Association of Coffee Drinking With Mortality by Genetic Variation in Caffeine Metabolism: Findings From the UK Biobank. JAMA Intern Med. 2018 Aug 1;178(8):1086-1097.

14. Effect of cocoa on blood pressure. https://www.cochranelibrary.com/cdsr/doi/10.1002/14651858.CD008893.pub3/full?highlightAbstract=withdrawn%7Cchocol%7Cchocolat%7Cchocolate

15. Cardioprotective effects of cocoa: clinical evidence from randomized clinical intervention trials in humans. Molecular Nutrition & Food Research. 57 (6): 936–47.

16. Mood state effects of chocolate. Journal of Affective Disorders. 92 (2–3): 149–59.

17. Effects of chocolate on cognitive function and mood: a systematic review. Nutrition Reviews. 71 (10): 665–681.

18. 2013 AHA/ACC Guideline on Lifestyle Management to Reduce Cardiovascular Risk. Circulation. 2014 Jun 24;129(25 Suppl 2):S76-99.

19. Dietary Guidelines for Americans 2015-2020 8th Edition. https://health.gov/sites/default/files/2019-09/2015-2020_Dietary_Guidelines.pdf

20. Associations of Dietary Cholesterol or Egg Consumption With Incident Cardiovascular Disease and Mortality. JAMA. 2019 Mar 19;321(11):1081-1095.

21. Eggs and cholesterol back in the spotlight in new JAMA study. https://www.hsph.harvard.edu/nutritionsource/2019/03/18/eggs-and-cholesterol-back-in-the-spotlight-in-new-jama-study/

22. Analysis of Popcorn (Zea Mays L. Var. Everta) for Antioxidant Capacity and Total Phenolic Content. Antioxidants (Basel). 2019 Jan 14;8(1):22.

23. Evaluation of Polyphenol Content and Antioxidant Capacity of Fruits and Vegetables Using a Modified Enzymatic Extraction. Food Technol Biotechnol. 2016 Dec;54(4):462-467.

06 廠商沒有說的事之一

1. The effect of vitamin D supplementation on skeletal, vascular, or cancer outcomes: a trial sequential meta-analysis. Lancet Diabetes Endocrinol. 2014 Apr;2(4):307-20.
2. Vitamin D Supplementation and Cardiovascular Disease Risks in More Than 83 000 Individuals in 21 Randomized Clinical Trials: A Meta-analysis. JAMA Cardiology. 4: 765.
3. The role of vitamin D in reducing cancer risk and progression. Nat Rev Cancer. 2014 May;14(5):342-57.
4. Vitamin D with or without calcium supplementation for prevention of cancer and fractures: an updated meta-analysis for the U.S. Preventive Services Task Force. Ann Intern Med. 2011 Dec 20;155(12):827-38.
5. Vitamin D and mortality: meta-analysis of individual participant data from a large consortium of cohort studies from Europe and the United States. BMJ. 2014 Jun 17;348:g3656.
6. Association of High Intakes of Vitamins B6 and B12 From Food and Supplements With Risk of Hip Fracture Among Postmenopausal Women in the Nurses' Health Study.JAMA Netw Open. 2019 May 3;2(5):e193591.
7. Strength of the Association of Elevated Vitamin B12 and Solid Cancers: An Adjusted Case-Control Study. J Clin Med. 2020 Feb 9;9(2):474.
8. Elevated Plasma Vitamin B12 Concentrations Are Independent Predictors of In-Hospital Mortality in Adult Patients at Nutritional Risk. Nutrients. 2016 Dec 23;9(1).
9. Association of serum vitamin B12 and folate with mortality in incident hemodialysis patients. Nephrol Dial Transplant. 2017 Jun 1;32(6):1024-1032.
10. Elevated Total Homocysteine in All Participants and Plasma Vitamin B12 Concentrations in Women Are Associated With All-Cause and Cardiovascular Mortality in the Very Old: The Newcastle 85+ Study. J Gerontol A Biol Sci Med Sci. 2018 Aug 10;73(9):1258-1264.
11. Association of Plasma Concentration of Vitamin B12 With All-Cause Mortality in the General Population in the Netherlands. JAMA Netw Open. 2020 Jan 3;3(1):e1919274.
12. Antioxidants for preventing pre eclampsia. https://www.cochranelibrary.com/cdsr/doi/10.1002/14651858.CD004227.pub3/full?highlightAbstract=withdrawn%7Cantioxidant%7Cantioxid
13. Antioxidant treatments for schizophrenia. https://www.cochranelibrary.com/cdsr/doi/10.1002/14651858.CD008919.pub2/full?highlightAbstract=withdrawn%7Cantioxidant%7Cantioxid
14. Antioxidant supplements for liver diseases. https://www.cochranelibrary.com/cdsr/doi/10.1002/14651858.CD007749.pub2/full?highlightAbstract=withdrawn%7Cantioxidant%7Cantioxid
15. Antioxidant treatment for amyotrophic lateral sclerosis or motor neuron disease. https://www.cochranelibrary.com/cdsr/doi/10.1002/14651858.CD002829.pub4/full?highlightAbstract=withdrawn%7Cantioxidant%7Cantioxid

16. Antioxidant vitamin supplementation for preventing and slowing the progression of age related cataract. https://www.cochranelibrary.com/cdsr/doi/10.1002/14651858.CD004567.pub2/full?highlightAbstract=withdrawn%7Cantioxidant%7Cantioxid

17. Antioxidants for preventing and reducing muscle soreness after exercise. https://www.cochranelibrary.com/cdsr/doi/10.1002/14651858.CD009789.pub2/full?highlightAbstract=withdrawn%7Cantioxidant%7Cantioxid

18. Antioxidant vitamin and mineral supplements for preventing age related macular degeneration. https://www.cochranelibrary.com/cdsr/doi/10.1002/14651858.CD000253.pub4/full?highlightAbstract=withdrawn%7Cantioxidant%7Cantioxid

19. Vitamin E supplementation for prevention of morbidity and mortality in preterm infants. https://www.cochranelibrary.com/cdsr/doi/10.1002/14651858.CD003665/full?highlightAbstract=withdrawn%7Cantioxidant%7Cantioxid

20. Selenium supplementation for the primary prevention of cardiovascular disease. https://www.cochranelibrary.com/cdsr/doi/10.1002/14651858.CD009671.pub2/full?highlightAbstract=withdrawn%7Cantioxidant%7Cantioxid

21. Vitamin C for asthma and exercise induced bronchoconstriction. https://www.cochranelibrary.com/cdsr/doi/10.1002/14651858.CD010391.pub2/full?highlightAbstract=withdrawn%7Cantioxidant%7Cantioxid

22. N acetylcysteine for sepsis and systemic inflammatory response in adults. https://www.cochranelibrary.com/cdsr/doi/10.1002/14651858.CD006616.pub2/full?highlightAbstract=withdrawn%7Cantioxidant%7Cantioxid

23. Selenium for alleviating the side effects of chemotherapy, radiotherapy and surgery in cancer patients. https://www.cochranelibrary.com/cdsr/doi/10.1002/14651858.CD005037.pub2/full?highlightAbstract=withdrawn%7Cantioxidant%7Cantioxid

24. Antioxidant supplements for prevention of mortality in healthy participants and patients with various diseases. https://www.cochrane.org/CD007176/LIVER_antioxidant-supplements-for-prevention-of-mortality-in-healthy-participants-and-patients-with-various-diseases

25. Vitamin and Mineral Supplements: What Clinicians Need to Know. JAMA. 2018 Mar 6;319(9):859-860.

07 廠商沒有說的事之二

1. Cashing in on the booming market for dietary supplements. https://www.mckinsey.com/business-functions/marketing-and-sales/our-insights/cashing-in-on-the-booming-market-for-dietary-supplements

2. Vitamin C for preventing and treating the common cold. https://www.cochrane.org/CD000980/ARI_vitamin-c-for-preventing-and-treating-the-common-cold

3. Vitamin C for preventing and treating pneumonia. https://www.cochranelibrary.com/cdsr/doi/10.1002/14651858.CD005532.pub3/full?highlightAbstract=withdrawn% 7Cvitamin% 7Cc

4. Vitamin C for preventing and treating tetanus. https://www.

cochranelibrary.com/cdsr/doi/10.1002/14651858.CD006665.pub3/full?highlightAbstract=withdrawn% 7Cvitamin% 7Cc

5. Vitamin C for asthma and exercise induced bronchoconstriction. https://www.cochranelibrary.com/cdsr/doi/10.1002/14651858.CD010391.pub2/full?highlightAbstract=withdrawn %7Cvitamin% 7Cc

6. Probiotics for the Prevention of Allergy: A Systematic Review and Meta-Analysis of Randomized Controlled Trials. J Allergy Clin Immunol. 2015 Oct;136(4):952-61.

7. Meta-analysis of probiotics for the prevention of antibiotic associated diarrhea and the treatment of Clostridium difficile disease. Am J Gastroenterol 2006;101 (4):812–22.

8. The role of lactobacilli and probiotics in maintaining vaginal health. Arch Gynecol Obstet 2014;289(3): 479–89.

9. Antihypertensive Effects of Probiotics. Curr Hypertens Rep. 2017;19(4):26.

10. The effect of a probiotic milk product on plasma cholesterol: a meta-analysis of short term intervention studies. Eur J Clin Nutr. 2000 Nov;54(11):856-60.

11. Probiotics and dental caries. Microb Ecol Health Dis. 2012; 23:10.

12. Probiotics May Be Effective in Preventing the Common Cold. https://newsnetwork.mayoclinic.org/discussion/probiotics-may-be-effective-in-preventing-the-common-cold/

13. The Efficacy of Probiotics in the Treatment of Irritable Bowel Syndrome: A Systematic Review. Gut. 2010 Mar;59(3):325-32.

14. Probiotics for prevention of necrotizing enterocolitis in preterm infants. Cochrane Database Syst Rev. 2014 Apr 10;(4):CD005496.

15. Consumption of Fish Oil Providing Amounts of Eicosapentaenoic Acid and Docosahexaenoic Acid That Can Be Obtained from the Diet Reduces Blood Pressure in Adults with Systolic Hypertension: A Retrospective Analysis. J Nutr. 2016 Mar;146(3):516-23.

16. Effects of High-Dose Fish Oil on Rheumatoid Arthritis After Stopping Nonsteroidal Antiinflammatory Drugs. Clinical and Immune Correlates. Arthritis Rheum. 1995 Aug;38(8):1107-14.

17. Fish oil and depression: The skinny on fats. J Integr Neurosci. 2017; 16(Suppl 1): S115–S124.

18. Diet and Psoriasis: Part 3. Role of Nutritional Supplements. J Am Acad Dermatol. 2014 Sep; 71(3): 561–569.

08 你其實誤解了膽固醇

1. Wine, alcohol, platelets, and the French paradox for coronary heart disease. Lancet. 1992 Jun 20;339(8808):1523-6.

2. Wine and resveratrol: mechanisms of cancer prevention? Eur J Cancer Prev. 2003; 12:417-25.

3. Absorption of three wine-related polyphenols in three different matrices by healthy subjects. Clinical Biochemistry. 2003; 36:79-87.

4. Mortality and population drinking: a review of the literature. Drug Alcohol Rev. 2005; 24:537-47.

5. Alcohol and cardiovascular diseases. Expert Rev Cardiovasc Ther. 2009; 7:499-506.

6. Do Oxidized Lipoproteins Cause Atherosclerotic Cardiovascular Diseases? Can J Cardiol. 2017;33(12):1513-1516.

7. MDM2 Contributes to Oxidized Low-Density Lipoprotein-Induced Inflammation Through Modulation of Mitochondrial Damage in Endothelial Cells. Atherosclerosis. 2020 Jun 16;305:1-9.

8. End of Drug Trial Is a Big Loss for Pfizer. https://www.nytimes.com/2006/12/04/health/04pfizer.html

9. Roche Drops After Halting Cholesterol Drug Development. https://www.bloomberg.com/news/articles/2012-05-07/roche-halts-testing-on-dalcetrapib-cholesterol-treatment-1-

10. Eli Lilly's CETP Failure a Bad Sign for Merck & Co.' s Anti-Cholesterol Drug Anacetrapib. https://www.biospace.com/article/eli-lilly-s-cetp-failure-a-bad-sign-for-merck-and-co-s-anti-cholesterol-drug-anacetrapib-/

11. Merck says will not seek approval of cholesterol treatment. https://www.reuters.com/article/us-merck-cholesterol/merck-says-will-not-seek-approval-of-cholesterol-treatment-idUSKBN1CG2W1

12. Mechanisms Underlying Adverse Effects of HDL on eNOS-activating Pathways in Patients With Coronary Artery Disease. J Clin Invest. 2011 Jul;121(7):2693-708.

13. Global Lipids Genetics Consortium. Rare variant in scavenger receptor BI raises HDL cholesterol and increases risk of coronary heart disease. Science 2016;351:1166–1171.

14. 高血脂可停藥？3迷思恐增冠心病風險. https://health.businessweekly.com.tw/AArticle.aspx?id=AR-TL000120794

09 現代人的腸道危機

1. Intestinal Serotonin and Fluoxetine Exposure Modulate Bacterial Colonization in the Gut. Nat Microbiol. 2019 Dec;4(12):2064-2073.

2. Brain-First Versus Gut-First Parkinson's Disease: A Hypothesis. J Parkinsons Dis. 2019;9(s2):S281-S295.

3. The Gut Microbiota Mediates the Anti-Seizure Effects of the Ketogenic Diet. Cell. 2018 Jun 14;173(7):1728-1741.

4. Modulating the Microbiome to Improve Therapeutic Response in Cancer. Lancet Oncol. 2019 Feb;20(2):e77-e91

5. Prebiotic and Probiotic Regulation of Bone Health: Role of the Intestine and Its Microbiome. Curr Osteoporos Rep. 2015 Dec;13(6):363-71.

6. New Approaches to Microbiome-Based Therapies. mSystems. 2019 Jun 4;4(3):e00122-19.

7. The Path Towards Microbiome-Based Metabolite Treatment. Nat Microbiol. 2017 May 25;2:17075.

8. Leaky Gut Syndrome. https://en.wikipedia.org/wiki/Leaky_gut_syndrome

9. Leaky Gut: Mechanisms, Measurement and Clinical Implications in Humans. Gut. 2019 Aug;68(8):1516-1526.

10 如果你只能做一件事來養生，那就睡個好覺吧！

1. 每五人有一人失眠 台灣年吃九億顆安眠藥 . https://tw.news.yahoo.com/%E6%AF%8F5%E4%BA%BA%E6%9C%891%E4%BA%BA%E5%A4%B1%E7%9C%A0-%E5%8F%B0%E7%%81%A3%E5%B9%B4%E5%90%83%E4%B9%9D%E5%%84%84%E9%A1%86%E5%AE%89%E7%9C%A0%E8%97%A5-204345837.html
2. Boosting Vocabulary Learning by Verbal Cueing During Sleep. Cereb Cortex. 2015 Nov;25(11):4169-79.
3. Odor cueing during slow-wave sleep benefits memory independently of low cholinergic tone. Psychopharmacol (Berl). 2018 Jan;235(1):291-299.
4. Neuroscience. Garbage Truck of the Brain. Science. 2013 Jun 28;340(6140):1529-30.
5. Imaging the effect of the circadian light–dark cycle on the glymphatic system in awake rats. Proc Natl Acad Sci U S A. 2020;117(1):668-676.
6. Sleep Hygiene for Optimizing Recovery in Athletes: Review and Recommendations. Int J Sports Med. 2019 Aug;40(8):535-543.
7. Sleep fragmentation delays wound healing in a mouse model of type 2 diabetes. Sleep. 2018 Nov 1;41(11):zsy156.
8. The impact of sleep and circadian disturbance on hormones and metabolism. Int J Endocrinol. 2015;2015:591729.
9. Insomnia Might Influence the Thickness of Choroid, Retinal Nerve Fiber and Inner Plexiform Layer. Brain Sci. 2020 Mar 19;10(3). pii: E178.
10. Analysis of the retinal nerve fiber and ganglion cell - Inner plexiform layer by optical coherence tomography in Parkinson's patients. Parkinsonism Relat Disord. 2016 Oct;31:59-64.
11. Fibromyalgia Is Correlated with Retinal Nerve Fiber Layer Thinning. PLoS One. 2016 Sep 1;11(9):e0161574.
12. Evaluation of the peripapillary retinal nerve fiber layer and ganglion cell-inner plexiform layer measurements in patients with iron deficiency anemia with optical coherence tomography. Cutan Ocul Toxicol. 2016;35(2):131-6.
13. Decreases in ganglion cell layer and inner plexiform layer volumes correlate better with disease severity in schizophrenia patients than retinal nerve fiber layer thickness: Findings from spectral optic coherence tomography. Eur Psychiatry. 2016 Feb;32:9-15.
14. Optic coherence tomography shows inflammation and degeneration in major depressive disorder patients correlated with disease severity. J Affect Disord. 2016 Nov 1;204:159-65.
15. Macular ganglion cell/inner plexiform layer measurements by spectral domain optical coherence tomography for detection of early glaucoma and comparison to retinal nerve fiber layer measurements. Am J Ophthalmol. 2013 Dec;156(6):1297-1307.
16. The Association of Dry Eye Symptom Severity and Comorbid Insomnia in US Veterans. Eye Contact Lens. 2018 Sep;44 Suppl 1:S118-S124.
17. Impaired visual processing in patients with insomnia disorder revealed by a dissociation in visual search. J Sleep Res. 2017

Jun;26(3):338-344.

18. Individuals with insomnia misrecognize angry faces as fearful faces while missing the eyes: an eye-tracking study. Sleep. 2019 Feb 1;42(2).

19. Diurnal rhythms in blood cell populations and the effect of acute sleep deprivation in healthy young men. Sleep (Basel) 35: 933–940, 2012.Drosophila insulin-like peptide 2 mediates dietary regulation of sleep intensity. PLoS Genet. 2020 Mar 11;16(3):e1008270.

11 為什麼醒過來就再也睡不著了？

1. Sleepless in Silicon Valley. https://www.economist.com/business/2019/05/16/sleepless-in-silicon-valley

2. Consumer Sleep Monitors: Is There a Baby in the Bathwater? Nat Sci Sleep. 2015 Nov 5;7:147-57.

3. Sleep Duration and Risk of Fatal Coronary Heart Disease, Sudden Cardiac Death, Cancer Death, and All-Cause Mortality. Am J Med. 2018 Dec;131(12):1499-1505.e2.

4. 0694 bedtime variability and altered effort discounting among college students. Sleep 40, A257 (2017).

5. Bedtime variability and metabolic health in midlife women: the SWAN Sleep Study. Sleep 2016;39(2):457–465.

6. Deviations from normal bedtimes are associated with short-term increases in resting heart rate. NPJ Digit Med. 2020 Mar 23;3:39.

7. The Scent of a Good Night's Sleep: Olfactory Cues of a Romantic Partner Improve Sleep Efficiency. Psychol Sci. 2020 Apr;31(4):449-459.

8. Effects of deep pressure stimulation on physiological arousal. Am J Occup Ther. 2015 May-Jun;69(3):6903350010p1-5.

9. Alcohol disrupts sleep homeostasis. Alcohol. 2015 Jun;49(4):299-310.

10. Alcohol, snoring and sleep apnea. J Neurol Neurosurg Psychiatry. 1982 Apr;45(4):353-9.

11. Ethanol inhibits melatonin secretion in healthy volunteers in a dose-dependent randomized double blind cross-over study. J Clin Endocrinol Metab. 1993 Sep;77(3):780-3.

12. Ethanol decreases nocturnal plasma levels of thyrotropin and growth hormone but not those of thyroid hormones or prolactin in man. J Clin Endocrinol Metab. 1996 Jul;81(7):2627-32.

13. Good sleep, bad sleep! The role of daytime naps in healthy adults. Curr Opin Pulm Med. 2006 Nov;12(6):379-82.

14. Effects of sleep inertia after daytime naps vary with executive load and time of day. Behav Neurosci. 2011 Apr;125(2):252-60.

15. The impact of light from computer monitors on melatonin levels in college students. Neuro Endocrinol Lett. 2011;32(2):158-63.

12 別讓靈魂之窗太早關上

1. Computer Vision Syndrome. https://www.aoa.org/patients-and-public/caring-for-your-vision/protecting-your-vision/computer-

vision-syndrome

2. Diabetic retinopathy. https://www.mayoclinic.org/diseases-conditions/diabetic-retinopathy/symptoms-causes/syc-20371611

3. Hypertensive Retinopathy. https://www.msdmanuals.com/home/eye-disorders/retinal-disorders/hypertensive-retinopathy

4. The Role of Dyslipidemia in Diabetic Retinopathy. Vision Res. 2017 Oct; 139: 228–236.

5. 2016 年世界糖尿病日呼籲重視糖尿病視網膜病變問題 拒絕糖尿病四壞球，擊出血糖平飛全壘打 . https://www.hpa.gov.tw/Pages/Detail.aspx?nodeid=1136&pid=3172

6. Retinopathy in an obesity WHO III cohort: prevalence and risk factors. Br J Ophthalmol. 2017 Nov;101(11):1550-1554.

7. 奪走老人家視力的三大眼疾 . https://www.commonhealth.com.tw/article/article.action?nid=67205

8. Leading causes of certifiable visual loss in England and Wales during the year ending 31 March 2013. Eye 2016, 30, 602–607.

9. Antioxidant vitamin and mineral supplements for slowing the progression of age-related macular degeneration.. The Cochrane database of systematic reviews. 14 November 2012, 11: CD000254.

10. Nutritional modulation of cataract. Nutr. Rev. 2014, 72,30–47.

11. Risk factors associated with incident cataracts and cataract surgery in the Age-related Eye Disease Study (AREDS): AREDS report number 32. Ophthalmology 2011, 118, 2113–2119.

13 緊張，其實很要命！

1. Chronic Psychosocial Stress Predicts Long-Term Cardiovascular Morbidity and Mortality in Middle-Aged Men. Eur Heart J. 2004 May;25(10):867-73.

2. The Association Between Psychosocial Stress and Mortality Is Mediated by Lifestyle and Chronic Diseases: The Hoorn Study. Soc Sci Med. 2014 Oct;118:166-72.

3. The effects of choice and enhanced personal responsibility for the aged: a field experiment in an institutional setting. J Pers Soc Psychol. 1976 Aug;34(2):191-8.

4. Stress and the individual. Mechanisms leading to disease. Arch Intern Med. 1993;153(18): 2093–101.

5. Guided Meditation for Busy People. https://www.tonyrobbins.com/how-to-focus/guided-meditation-busy-people/

14 現代人的注意力危機

1. Smartphone addiction, daily interruptions and self-reported productivity. Addict Behav Rep. 2017 Jul 19;6:90-95.

2. Relationship between smartphone addiction and physical activity in Chinese international students in Korea. J Behav Addict. 2015 Sep;4(3):200-5.

3. Protect Your Sleep When Work is Calling: How Work-Related Smartphone Use During Non-Work Time and Sleep Quality Impact Next-Day Self-Control Processes at Work. Int J Environ Res Public Health. 2018 Aug 15;15(8). pii: E1757.

4. Brod, Craig. Technostress: The Human Cost of the Computer Revolution. Reading, Mass: Addison Weslety, 1984.

5. Non-social features of smartphone use are most related to depression, anxiety and problematic smartphone use. Comput Hum Behav 2017;69:75-82.

6. What are the risks of sitting too much? https://www.mayoclinic.org/healthy-lifestyle/adult-health/expert-answers/sitting/faq-20058005

7. Impact of a Mobile Phone Intervention to Reduce Sedentary Behavior in a Community Sample of Adults: A Quasi-Experimental Evaluation. J Med Internet Res. 2016 Jan 25;18(1):e19.

8. Mobile phone use for contacting emergency services in life-threatening circumstances. J Emerg Med. 2012 Mar;42(3):291-298.e3.

9. 穿戴裝置不只潮，還能救你命。https://www.chinatimes.com/newspapers/20171218000242-260204?chdtv

15 可愛的強大療癒力

1. 毛小孩商機旺！寵物產業銷售額十年增七成。https://news.tvbs.com.tw/life/1203497

2. Baby schema modulates the brain reward system in nulliparous women. Proc Natl Acad Sci U S A. 2009 Jun 2;106(22):9115-9.

3. Pet Ownership and Its Influence on Mental Health in Older Adults. Aging Ment Health. 2019 Jun 27;1-8.

4. Purposefulness as a Critical Factor in Functioning, Disability and Health. Clin Rehabil. 2017 Aug;31(8):1005-1018.

5. Dog Ownership and Cardiovascular Health: Results From the Kardiovize 2030 Project. Mayo Clin Proc Innov Qual Outcomes. 2019 Aug 23;3(3):268-275.

6. Pet Ownership and Cardiovascular Risk: A Scientific Statement From the American Heart Association. https://www.ahajournals.org/doi/10.1161/CIR.0b013e31829201e1

7. Pet Ownership, but Not Ace Inhibitor Therapy, Blunts Home Blood Pressure Responses to Mental Stress. Hypertension. 2001 Oct;38(4):815-20.

8. A cross-sectional exploratory analysis between pet ownership, sleep, exercise, health and neighbourhood perceptions: the Whitehall II cohort study. BMC Geriatr. 2018 Aug 9;18(1):176.

9. Association of Dog and Cat Ownership with Incident Frailty among Community-Dwelling Elderly Japanese. Sci Rep. 2019 Dec 9;9(1):18604.

10. Dog Ownership and Survival: A Systematic Review and Meta-Analysis. Circ Cardiovasc Qual Outcomes. 2019 Oct;12(10):e005554.

16 練出肌肉就對了！

1. Core muscle size assessed by perioperative abdominal CT scan is related to mortality, postoperative complications, and hospitalization after major abdominal surgery: a systematic review. Langenbecks Arch Surg. 2014 Mar;399(3):287-95.

2. Regulation of GLUT4 and Insulin-Dependent Glucose Flux. ISRN Mol Biol. 2012 Oct 17;2012:856987.
3. Skeletal Muscle Pump Function Is Associated With Exercise Capacity in Patients With Heart Failure. Circ J. 2018 Mar 23;82(4):1033-1040.
4. Skeletal muscle: an endocrine organ. Clin Cases Miner Bone Metab. 2013 Jan-Apr; 10(1): 11–14.
5. Muscle endocrinology and its relation with nutrition. Aging Clin Exp Res. 2019 Jun;31(6):783-792.
6. Muscle as a paracrine and endocrine organ. Curr Opin Pharmacol. 2017 Jun;34:49-55.
7. Sarcopenia as a predictor of all-cause mortality among community-dwelling older people: A systematic review and meta-analysis. Maturitas. 2017 Sep;103:16-22.
8. Repeated muscle glycogen supercompensation with four days' recovery between exhaustive exercise. J Sci Med Sport. 2019 Aug;22(8):907-911.
9. Comparison of aerobic versus resistance exercise training effects on metabolic syndrome (from the Studies of a Targeted Risk Reduction Intervention Through Defined Exercise - STRRIDE-AT/RT). Am J Cardiol. 2011 Sep 15;108(6):838-44.
10. Protein Supplementation after Exercise and before Sleep Does Not Further Augment Muscle Mass and Strength Gains during Resistance Exercise Training in Active Older Men. J Nutr. 2018 Nov 1;148(11):1723-1732.
11. Protein timing has no effect on lean mass, strength and functional capacity gains induced by resistance exercise in postmenopausal women: A randomized clinical trial. Clin Nutr. 2020 Jan;39(1):57-66.

17 如果只有時間做一種運動，那就走路吧！

1. American Time Use Survey. https://www.bls.gov/tus/
2. Association of Step Volume and Intensity With All-Cause Mortality in Older Women. JAMA Intern Med. 2019 May 29;179(8):1105-1112.
3. A Systematic Review of High-Intensity Interval Training as an Exercise Intervention for Intermittent Claudication. J Vasc Surg. 2019 Dec;70(6):2076-2087.
4. The effects of high-intensity interval training vs. moderate-intensity continuous training on body composition in overweight and obese adults: a systematic review and meta-analysis. Obes Rev. 2017 Jun;18(6):635-646.
5. Effectiveness and Safety of High-Intensity Interval Training in Patients With Type 2 Diabetes. Diabetes Spectr. 2015 Jan; 28(1): 39–44.
6. High Intensity Interval training (HIIT) for people with severe mental illness: A systematic review & meta-analysis of intervention studies– considering diverse approaches for mental and physical recovery. Psychiatry Res. 2020 Feb;284:112601.
7. High-intensity interval training in patients with coronary heart disease: Prescription models and perspectives. Ann Phys Rehabil Med. 2017 Jan;60(1):50-57.

8. High-intensity interval training (HIIT) for patients with chronic diseases. J Sport Health Sci. 2016 Jun;5(2):139-144.

9. Feasibility of high intensity interval training in patients with breast Cancer undergoing anthracycline chemotherapy: a randomized pilot trial. BMC Cancer. 2019 Jul 3;19(1):653.

10. Associations of Specific Types of Sports and Exercise With All-Cause and Cardiovascular-Disease Mortality: A Cohort Study of 80 306 British Adults. Br J Sports Med. 2017 May;51(10):812-817.

11. Various Leisure-Time Physical Activities Associated With Widely Divergent Life Expectancies: The Copenhagen City Heart Study. Mayo Clin Proc. 2018 Dec;93(12):1775-1785.

12. Is running associated with a lower risk of all-cause, cardiovascular and cancer mortality, and is the more the better? A systematic review and meta-analysis. Br J Sports Med. 2019 Nov 4;bjsports-2018-100493.

18 抗衰老跟長生不老……

1. The plateau of human mortality: Demography of longevity pioneers. Science. 2018 Jun 29;360(6396):1459-1461.

2. There’ s no limit to longevity, says study that revives human lifespan debate. https://www.nature.com/articles/d41586-018-05582-3

3. Jeanne Calment. https://en.wikipedia.org/wiki/Jeanne_Calment

4. Blue Zone. https://en.wikipedia.org/wiki/Blue_Zone

5. New England Centenarian Study. https://www.bumc.bu.edu/centenarian/

6. New England Supercentenarian Study. https://www.bumc.bu.edu/supercentenarian/

7. How we're building the world's largest family tree. https://www.ted.com/talks/yaniv_erlich_how_we_re_building_the_world_s_largest_family_tree/footnotes?language=zh-tw

8. Quantitative Analysis of Population-Scale Family Trees With Millions of Relatives. Science. 2018 Apr 13;360(6385):171-175.

9. Prevalence, Incidence, and Risk Factors for Overall, Physical, and Cognitive Independence Among Those From Exceptionally Long-Lived Families: The Long Life Family Study. J Gerontol A Biol Sci Med Sci. 2020 Apr 17;75(5):899-905.

10. Advanced glycation end products. https://en.wikipedia.org/wiki/Advanced_glycation_end-product

11. BLSA. https://www.blsa.nih.gov/

12. Baltimore Longitudinal Study of Aging: How to Live Forever or Die Trying. https://www.biospace.com/article/results-of-the-longest-running-longevity-study/

13. Impact of Healthy Lifestyle Factors on Life Expectancies in the US Population. Circulation. 2018 Jul 24;138(4):345-355.

14. Telomere. https://en.wikipedia.org/wiki/Telomere

15. Telomere Gene Therapy: Polarizing Therapeutic Goals for Treatment of Various Diseases. Cells. 2019 May; 8(5): 392.

16. Sirtuin Signaling in Cellular Senescence and Aging. BMB Rep. 2019 Jan;52(1):24-34.

17. Sirtuin 1. https://en.wikipedia.org/wiki/Sirtuin_1

18. Metformin in Longevity Study (MILES). https://clinicaltrials.gov/ct2/show/NCT02432287

19. Rapamycin: An InhibiTOR of Aging Emerges From the Soil of Easter Island. J Gerontol A Biol Sci Med Sci. 2016 Jul; 71(7): 841–849.

後記

1. Five Management Lessons From the Apollo Moon Landing. https://www.bloomberg.com/news/articles/2019-07-19/five-management-lessons-from-the-apollo-moon-landing

2. Desire: The new hot spot in self-control research. Current Directions in Psychological Science. 2002; 21 (5): 317–322.

3. What people desire, feel conflicted about, and try to resist in everyday life. Psychological Science. 2012; 23 (6): 582–588.

4. Self-Control. https://en.wikipedia.org/wiki/Self-control#cite_note-9

5. Attention In Delay Of Gratification. Journal of Personality and Social Psychology. 1970;16 (2): 329–337.

6. If it's good it must be bad: The indirect effect of temptation strength on self-control through perceived unhealthiness. Eating Behaviors. 2013;14 (4): 522–524.

7. Life skills, wealth, health, and wellbeing in later life. Proc Natl Acad Sci U S A. 2017 Apr 25;114(17):4354-4359.

8. The Life Skills of Older Americans: Association with Economic, Psychological, Social, and Health Outcomes. Sci Rep. 2018 Jul 5;8(1):9669.

9. https://www.books.com.tw/products/0010822522

國家圖書館出版品預行編目資料

急診科醫師的沒時間健康法／張適恆著 -- 初版 .
-- 臺北市 : 幸福綠光 , 2020.08
面；　公分

ISBN 978-957-9528-89-4 (平裝)

1. 健康法 2. 健康飲食

411.1　　　　　　109010079

急診科醫師的沒時間健康法

忙碌跟養生不衝突，
給每個沒時間的你！

作　　者：張適恆
插　　畫：蔡靜玫
特約編輯：黃信瑜
封面設計：古　杰
封面攝影：水草攝影
美術設計：洪祥閔
責任編輯：何　喬
編輯顧問：洪美華
出　　版：幸福綠光股份有限公司
地　　址：台北市杭州南路一段 63 號 9 樓
電　　話：(02)23925338
傳　　真：(02)23925380
網　　址：www.thirdnature.com.tw
E-mail：reader@thirdnature.com.tw
印　　製：中原造像股份有限公司
初　　版：2020 年 8 月
初版三刷：2021 年 4 月
郵撥帳號：50130123 幸福綠光股份有限公司
定　　價：新台幣 330 元（平裝）

本書如有缺頁、破損、倒裝，請寄回更換。
ISBN 978-957-9528-89-4

總經銷：聯合發行股份有限公司
新北市新店區寶橋路 235 巷 6 弄 6 號 2 樓
電話：(02)29178022 傳真：(02)29156275